LEUCOPATHIES

MÉTASTASES

ALBUMINURIES ET ICTÈRES LEUCOPATHIQUES

PAR

Le Dᵣ Émile FEUILLIÉ

Ancien Interne en médecine des Hôpitaux de Paris
Médaille des épidémies (Dunkerque, 1907)
Pharmacien de 1ʳᵉ classe
Licencié ès sciences physiques
Stagiaire de l'Académie de médecine aux Eaux Minérales
Préparateur à la Faculté de Médecine

———— ❉ ————

PARIS

G. STEINHEIL, ÉDITEUR

2, RUE CASIMIR-DELAVIGNE, 2

—

1909

LEUCOPATHIES

MÉTASTASES

ALBUMINURIES ET ICTÈRES LEUCOPATHIQUES

LEUCOPATHIES

MÉTASTASES

ALBUMINURIES ET ICTÈRES LEUCOPATHIQUES

PAR

Le Dr Émile FEUILLIÉ

Ancien Interne en médecine des Hôpitaux de Paris
Médaille des épidémies (Dunkerque, 1907)
Pharmacien de 1re classe
Licencié ès sciences physiques
Stagiaire de l'Académie de médecine aux Eaux Minérales
Préparateur à la Faculté de Médecine

———— ✳ ————

PARIS

G. STEINHEIL, ÉDITEUR

2, RUE CASIMIR-DELAVIGNE, 2

—

1909

A MON MAITRE ET PRÉSIDENT DE THÈSE

M. Le Professeur BOUCHARD

PRÉSIDENT DE L'INSTITUT

Hommage de reconnaissance et de respectueux dévouement.

A M. Le Professeur agrégé DESGREZ

CHEF DES TRAVAUX PRATIQUES DE CHIMIE A LA FACULTÉ DE MÉDECINE

En témoignage de ma profonde affection.

A MES MAITRES DANS LES HOPITAUX

Hôpital de Dijon

M. le Docteur Deroye
M. le Docteur Édouard Morlot } 1897-1898-1899.

Externat

M. le Professeur Raymond, 1900.
M. le Professeur agrégé Tuffier, 1901.
M. le Professeur Debove, 1902.
M. le Professeur agrégé Widal, 1903.

Internat provisoire

M. le Docteur Parmentier.
M. le Docteur Aviragnet.
M. le Professeur agrégé Marcel Labbé.

Internat

M. le Docteur Félizet (*in memoriam*).
M. le Docteur Queyrat, 1905.
M. le Professeur agrégé Pierre Teissier
M. le Docteur Griffon } 1906.
M. le Professeur agrégé Achard, 1907.
M. le Professeur agrégé Bezançon
M. le Professeur agrégé Marfan } 1908.

A M. le Professeur agrégé Balthazard.

A M. le Docteur Auguste Pettit.

A MES MAITRES DANS LES LABORATOIRES

MM. les Docteurs Gouget, Claude, Macaigne, Milian.

A MM. les Docteurs Hudelo, Villemin, Castaigne, Lesné, Sainton.

DU MÊME AUTEUR

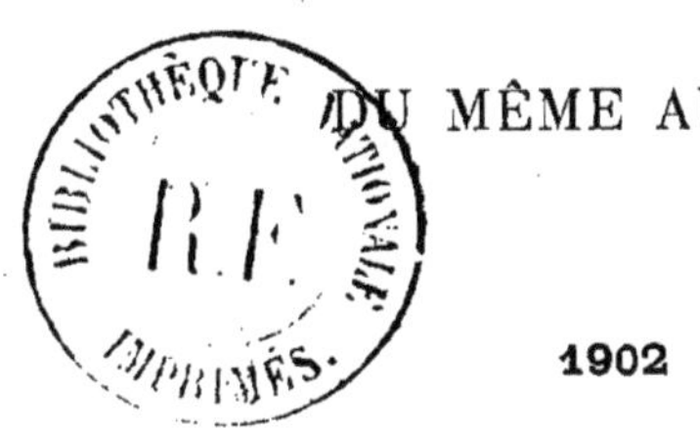

1902

Procédé de dosage du ferrocyanure de potassium. Élimination urinaire de ce sel (en collaboration avec M. J. Castaigne). *in* Thèse de M. Sempé.

1905

Examen clinique des urines, par J. Castaigne et E. Feuillié, in *Manuel des maladies des reins*, de MM. Debove, Achard et Castaigne, juillet-août 1905.

Constatation du spirochæte de Schaudinn dans le foie et la rate d'un fœtus macéré (en collaboration avec MM. Queyrat et Levaditi. *Annales de dermatologie et de syphiligraphie*, septembre 1905.

1906

Localisation du spirochæte pallida chez un fœtus hérédo-syphilitique. *Société médicale des hôpitaux*, 15 mars 1906.

Recherche du treponema pallidum de Schaudinn dans des coupes de lésions syphilitiques primaires, secondaires et tertiaires, MM. Queyrat et Levaditi). *Société médicale des hôpitaux*, 23 mars 1906.

Treponema pallidum et paralysie générale, M. Queyrat. *Société médicale des hôpitaux*, 30 mars 1906.

Lymphocytose du liquide céphalo-rachidien dans un cas de zona intéressant le plexus sacré (en collaboration avec M. QUEYRAT). *Société médicale des hôpitaux*, avril 1906.

Contribution à l'étude du mécanisme de l'albuminurie et de l'œdème. *Société médicale des hôpitaux*, 27 avril 1906.

Étude sur la cytolyse et l'albumine du liquide céphalo-rachidien. *Société médicale des hôpitaux*, 27 avril 1906.

Contribution à l'étude des éliminations urinaires provoquées. *Société médicale des hôpitaux*, 8 juin 1906.

1907

Influence des abcès provoqués sur l'albuminurie. *Société de Biologie*, 20 avril 1907.

Comparaison de l'influence des abcès provoqués et de l'intoxication mercurielle sur l'albuminurie. *Société de Biologie*, 27 avril 1907.

Abcès provoqués et œdèmes expérimentaux. *Société de Biologie*, 11 mai 1907.

Leucémie aiguë hémorragique (en collaboration avec M. ACHARD). *Congrès de médecine*, 14 octobre 1907.

Influence des lésions nerveuses sur l'oculo-réaction à la tuberculine (en collaboration avec M. ACHARD). *Société médicale des hôpitaux*, 29 novembre 1907.

Recherches bactériologiques et histologiques sur un cas mortel de charbon (en collaboration avec M. GRIFFON). *Société médicale des hôpitaux*, décembre 1907.

Pathogénie de l'albuminurie, exodes et stases leucocytaires. *Tribune médicale*, 7 décembre 1907.

Sur la résistance leucocytaire (en collaboration avec M. ACHARD). *Société de Biologie*, 28 décembre 1907.

1908

Sur l'activité leucocytaire (en collaboration avec M. ACHARD). *Société de Biologie*, 11 janvier 1908.

Résistance et activité des leucocytes dans les épanchements pathologiques. *Société de Biologie*, 18 janvier 1908.

Hémoglobinurie paroxystique (en collaboration avec M. ACHARD). *Société médicale des hôpitaux*, 7 février 1908.

Lésions des reins après ligature de courte durée d'une artère ou d'une veine rénale (en collaboration avec M. H. BIERRY). *Société de Biologie*, 22 février 1908.

Les eaux minérales de Saint-Nectaire et d'Ems. *Rapport à l'Académie de médecine*, 30 mars 1908.

Épidémie de variole à Dunkerque et traitement de la variole par la levure de bière (en collaboration avec M. G. DURIAU). *Académie de médecine*, 10 juin 1908. Mémoires de la Société dunkerquoise.

Cholécystite typhoïdique avec ictère par rétention et désobstruction spontanée des voies biliaires (en collaboration avec M. ACHARD). *Société médicale des hôpitaux*, 31 juillet 1908.

Sur la résistance et l'activité leucocytaires (en collaboration avec MM. ACHARD et RAMOND).

Flux et scléroses leucocytaires. *Société de biologie*, 5 décembre 1908.

Hémolyse, flux leucocytaire et ictère. *Société de Biologie*.
Considérations sur la résistance globulaire. *Société de Biologie*, 19 décembre 1908.

De la présence de lécithine dans les cylindres leucocytaires dits « granulo-graisseux » (en collaboration avec M. MULON). *Société de Biologie*, 19 décembre 1908.

Anémie splénomégalique avec fragilité leucocytaire (en collaboration avec M. ARMAND DELILLE). *Société médicale des hôpitaux*, décembre 1908.

1909

Résistance cellulaire et cytolyse. *Mémoire présenté au Concours de l'Internat*, 9 janvier 1909.

Maladie de Friedreich fruste (en collaboration avec M. ARMAND DELILLE). *Société de Pédiatrie*, 19 janvier 1909.

Les eaux minérales du Boulou et de Cestona, *Rapport à l'Académie de médecine*, 30 mars 1909.

Lésions rénales hémorragiques avec hémolyse urinaire, par injections de sucs cellulaires (en collaboration avec M. ACHARD). *Société de Biologie*, 8 avril 1909.

Étude de la moelle osseuse dans le rachitisme (en collaboration avec MM. MARFAN et BAUDOUIN). *Société de Biologie*, juin 1909.

INTRODUCTION

A ceux qui nous feront l'honneur de critiquer ce travail nous demandons, avant de juger, de répartir sous la peau d'un chien, en une dizaine d'injections séparées, 50 à 100 grammes de blanc d'œuf aseptique, et de sacrifier l'animal le lendemain.

LEUCOPATHIES

La physiologie accorde aux leucocytes des propriétés mécaniques et sécrétoires d'une importance considérable.

En pathologie, au contraire, on se borne à constater leur présence, leur nombre anormal en tel ou tel point de l'organisme : le mot immense *inflammation* sert d'interprétation.

Mais ce que l'on considère surtout dans l'inflammation, c'est l'organe enflammé, en n'accordant aux leucocytes qu'un rôle de réponse à l'appel qui leur a été fait par l'élément noble lésé.

Des faits rapportés plus loin montreront l'indépendance possible dans des organes variés, de la diapédèse et de la lésion de l'élément noble.

Ces résultats imposent la conception d'une individualité des cellules lymphatiques beaucoup moins atténuée qu'on ne le croit d'ordinaire.

Il faut reconnaître au leucocyte une activité propre, lui permettant de réagir pour son compte personnel avec une variété de manifestations, d'autant plus grande qu'il possède la mobilité.

*
* *

Le leucocyte attaqué, fatigué, ou lésé par un toxique quelconque devient un *leucocyte pathologique*.

Il peut alors subir les diverses dégénérescences bien connues en anatomie pathologique.

*
* *

Mais indépendamment de ces dégénérescences ou comme phénomène de début, la maladie du leucocyte peut se manifester par un trouble de ses fonctions sécrétoires. Bientôt, la résistance **physique** diminuant, il en résulte un phénomène *d'étalement, d'éclatement, de dilacération*.

Des produits solubles vont être mis en liberté par ce phénomène physique et par un phénomène **chimique** de cytolyse.

C'est ainsi que dans une étude antérieure (1) nous avions commencé par examiner la part qui peut revenir aux sucs leucocytaires échappés par dilacération de l'élément dans la **coagulation** et dans l'**hémolyse**.

L'examen microscopique nous montrera le leucocyte malade, gonflé, dilacéré.

Avec notre maître M. Achard, nous avons dressé pour les polynucléaires un tableau de ces différents aspects (2).

Dans la circulation sanguine ces formes pathologiques peuvent se retrouver en abondance dans des maladies courantes nombreuses et variées, mais aussi dans des affections plus spéciales, **certaines** leucémies, où la fragilité leucocytaire doit jouer son rôle dans l'ensemble des phénomènes morbides.

*
* *

Le phénomène chimique de cytolyse réalise la dissolution d'une partie des éléments constituant la masse du leucocyte : des produits dissous à l'état de colloïde ou de cristalloïde viennent s'adjoindre à ceux déjà préexistants dans l'intérieur du globule et que l'éclatement physique a mis en liberté.

C'est ainsi que nous avions étudié dans le mémoire

(1) Résistances cellulaires et cytolyse. *Mémoire du concours de l'internal des hôpitaux*, 9 janvier 1909.

(2) Ch. ACHARD et E. FEUILLIÉ, Sur la résistance leucocytaire. *Soc. de Biologie*, 28 décembre 1907.

précité les zymogènes, cytoglobines, thrombokinases, substances bactéricides, alexines, hémolysines, cytases, etc...

Mais en plus de ces produits si intéressants nous verrons que l'éclatement leucocytaire met en liberté des sucs toxiques pouvant amener eux-mêmes des complications graves, l'hématurie en particulier.

La pathologie du leucocyte embrasse donc une grande variété de troubles atteignant le leucocyte.

Dans sa sécrétion.

Dans sa motilité.

Dans sa forme et sa constitution physique.

Dans sa constitution chimique.

En accordant au leucocyte son individualité propre, c'est cet ensemble de conséquences pathologiques que nous désignerons sous le nom de **Leucopathies**.

LEUCOSES. — LEUCEXOSES OU EXOLEUCOSES

Nous avons dit que l'étude clinique de l'inflammation explique l'afflux anormal des leucocytes dans un organe par un appel qui leur est fait, soit par l'élément noble lésé, soit par un microbe pour lequel il existe une *chimiotaxie positive*.

Le leucocyte ne fait que répondre à cet appel.

De la totalité des faits compris sous cette conception, nous allons exclure une large part, dont la pathogénie est une leucopathie.

*
* *

Nous n'hésitons pas à reproduire ici une comparaison qui nous a souvent servi dans l'exposé oral de nos recherches.

Imaginons des mouches enfermées dans deux cages semblables C et C'.

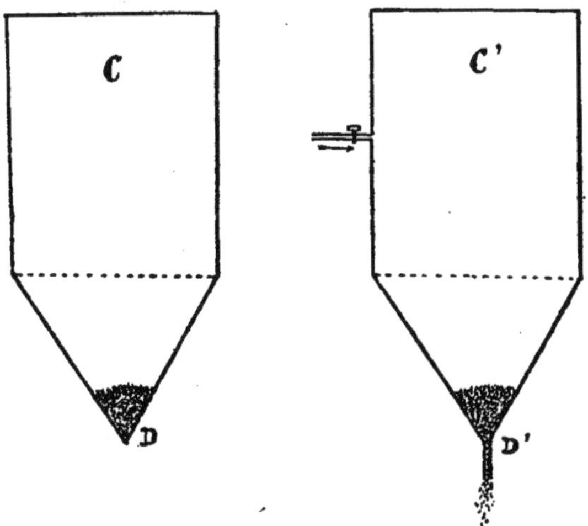

Dans la première, en D, introduisons un morceau de miel empoisonné : les mouches attirées par ce miel viennent s'y intoxiquer : il en résulte en D un amas de mouches mortes.

Dans la cage C' au contraire faisons arriver un léger courant de gaz d'éclairage : les mouches, surprises dans leur vol normal, tombent mortes **au point déclive D'**.

Il en résulte par cette pathogénie toute différente, un amas de mouches identique.

Et si en D' il existe un orifice, on verra tomber le flux de mouches par le **canal évacuateur**.

Les mouches de nos cages sont les leucocytes en circulation.

Dans le premier cas, on dira pour le rein, par exemple, qu'une intoxication par le sublimé fait une néphrite appelant les leucocytes à son aide : ou bien que des microbes localisés dans le rein lui-même enflamment l'organe, d'où afflux leucocytaire.

Au contraire, nous interpréterons avec la conception des leucopathies, un grand nombre de modifications anatomo-pathologiques du rein, et nous dirons : le poison injecté **à faible dose** dans la circulation, s'attaque aux leucocytes qui tombent **au point déclive** et sortent par le **canal évacuateur**.

C'est là un processus par action du toxique, *directement* sur le leucocyte.

C'est ce que nous appellerons une **leucose**. Dans le cas particulier une *leucose* du rein sera une **néphrose** par opposition à la **néphrite**.

Le flux, l'exode à travers le canal évacuateur sera une **leucexose** ou **exoleucose** : pour le rein une **néphrexose** ou **exonéphrose**.

*
* *

La cause de ces leucoses et de ces leucexoses est une leucopathie. Mais pénétrons plus avant l'intimité de leur pathogénie.

Étant donné un poison à faible dose dans la circulation, comment va-t-il provoquer une manifestation leucopathique dans un organe déterminé ? Il faut tout d'abord que cet organe devienne le *point déclive*. Nos études portent surtout sur les organes ayant un *canal évacuateur* ou formant une *cavité réceptrice* comme les synoviales, les séreuses, le tissu cellulaire. Nous ne voyons que trois hypothèses à faire pour expliquer le flux de leucocytes.

La fuite. Les leucocytes, pour éviter le poison, font une rapide diapédèse pour sortir de la circulation sanguine.

La poursuite. Le poison s'éliminant en masse par un canal évacuateur, les leucocytes se précipitent pour l'absorber.

L'appétence éliminatrice. Les leucocytes, s'étant chargés de toxique, cherchent à en débarrasser l'organisme en gagnant un *canal évacuateur*.

Ces trois explications nous paraissent vraisemblables et nous ne donnons actuellement la priorité à aucune d'elles.

Nous dirons simplement : « Dans telle ou telle manifestation leucopathique les leucocytes ont fait ceci ou cela. » Nous ne reviendrons plus sur cette pathogénie intime du phénomène.

*\
* *

Les **conséquences** de ces flux leucocytaires sont variables. Nous avons vu la *leucose* produire une infiltration leucocytaire de l'organe, tandis que la *leucexose* ou *exoleucose* se manifeste par un catarrhe du canal évacuateur.

La leucexose ou exoleucose peut être un bienfait pour l'organisme : c'est ainsi que nous pouvons concevoir des **albuminuries salutaires**.

Il n'en est pas de même de la leucose : l'infiltration leucocytaire d'un rein par exemple peut en quelques minutes écarter et comprimer les tubes urinifères, formant par place de **véritables gommes**. Les amas leucocytaires expérimentaux sont en effet le plus souvent constitués uniquement de lymphocytes. On ne trouve que très rarement des polynucléaires sans lymphocytes, mais souvent les deux côte à côte ou mélangés.

Cette infiltration, si elle n'est pas résorbée dans la suite, va donner lieu à *une production de tissu fibreux*. La sclérose est rapide quand la dose toxique se renouvelle chaque jour. Il est possible expérimentalement d'arriver à des fibroses énormes en 9 ou 12 jours.

Pour le rein, par exemple, c'est une **fibrose interstitielle et périvasculaire** succédant à la *leucose*. Nous nous garderons bien d'employer le mot *néphrite interstielle* car jamais le rein n'a été en cause comme *primum movens*. Le rein est devenu fibreux secondairement. C'est comme l'avaient remarqué les anciens auteurs : la maladie du rein succédant à l'albuminurie.

CAUSES DES LEUCOPATHIES

Nous avons vu, d'après leur définition même, la variété de formes que peuvent présenter les leucopathies, puisqu'elles se manifestent tout d'abord, quant aux leucocytes eux-mêmes, par des modifications :

Dans leur forme;

Dans leur motilité (stase ou exode, leucose ou leucexose) ;

Dans leur sécrétion;

Dans leur constitution physique ou chimique.

Nous avons vu aussi que les leucopathies doivent avoir un aspect tout différent suivant les organes uniques ou multiples où se feront les flux leucocytaires.

Mais il faudra de plus remonter à la cause de la leucopathie ; rechercher les *intoxications ou auto-intoxications, les infections aiguës ou chroniques agissant par leurs toxines, les troubles de nutrition héréditaires ou acquis.*

*
* *

Avec la notion de **leucopathies** nous ne pensons donc pas avoir résolu entièrement le problème étiologique des affections qu'elles envisagent : ce n'est pas tout de dire leucopathie : il faut encore en rechercher la cause.

Mais cette conception trouve dans le leucocyte malade un intermédiaire matériel permettant de montrer, presque mathématiquement, comment des causes aussi variées peuvent produire des effets identiques, et comment, au contraire, la même cause peut provoquer des manifestations leucopathiques si différentes.

INFILTRATIONS ET EXODES LEUCOPATHIQUES

Nous avons étudié comme **point déclive** ou comme **cavité réceptrice** les organes suivants :

Rein (albuminurie).

Tissu cellulaire (œdème).

Foie (ictère).

Poumon (catarrhes).

Liquide céphalo-rachidien (leucocytose).

Méninges.

Peau (eczéma-psoriasis, etc.).

Parois vasculaires (sclérose).

Synoviales (douleurs, infiltration, épanchement).

Séreuses.

Glandes.

Nerfs. Système nerveux.

Les leucopathies provoquent dans ces organes si divers des **infiltrations** et des **catarrhes** sans lésion primitive de l'organe lui-même.

C'est par **action toxique directe** sur le leucocyte que se produisent les leucoses, les leucexoses et les fibroses, quand l'intoxication est légère. *Le même poison à dose très forte donnera une lésion de l'élément noble sans infiltration leucocytaire : la diapédèse est paralysée.*

Avec une dose moyenne de ce même poison la leucose et la leucexose peuvent s'accompagner d'une lésion de l'élément noble; mais il ne faut pas croire que c'est la lésion aiguë de l'élément noble qui appelle le leucocyte à son aide : nous verrons qu'il n'y a **aucune relation de cause à effet** entre ces deux lésions qui sont concomitantes seulement, dans les cas aigus tout au moins.

*
* *

Les flux leucocytaires peuvent se faire en un point unique, le rein par exemple, ou bien simultanément dans plusieurs des organes que nous avons cités.

Mais après s'être manifesté dans l'un ou l'autre de ces organes, le flux peut changer de place, passer du rein à l'intestin, du poumon à la peau, ou bien se localiser en une voie nouvelle qui lui sera créée comme **dérivation**, l'abcès de fixation, et surtout ses diminutifs, le **cautère** et le **séton**.

Les cautères ne produisant qu'une sérosité louche sont inutiles : ils n'ont d'efficacité que lorsqu'ils donnent issue à un pus épais, renfermant, par conséquent, une grande quantité de leucocytes.

La conception de leucopathies a donc le nouveau mérite de trouver dans le leucocyte l'explication *matérielle* des **métastases**. C'est d'ailleurs surtout dans les **diathèses** que nous ferons intervenir la notion de leucoses et de leucexoses ou exoleucoses. Il faut en effet pour produire ces manifestations leucopathiques une intoxication légère et prolongée.

La fatigue leucocytaire est le trait d'union entre la leucopathie et le **ralentissement de la nutrition** coexistants.

* *

Nous venons de faire l'exposé de notre vue d'ensemble sur les leucopathies.

Il nous reste à examiner séparément les manifestations leucopathiques si variées qui atteignent les leucocytes.

1° Dans leur sécrétion ;

2° Dans leur motilité, infiltrations et exodes leucocytaires, leucoses et exoleucoses ;

3° Dans leur forme et leur constitution physique ;

4° Dans leur constitution chimique.

*
* *

Les modifications·pathologiques de la sécrétion des leucocytes n'a pas encore été pour nous le sujet de travaux personnels. Nous ne les aborderons pas dans cet ouvrage.

Nous ne ferons que **deux chapitres**.

*
* *

Dans le **second chapitre** nous réunirons les modifications pathologiques des leucocytes :

1° Dans leur forme et constitution physique ;

2° Dans leur constitution chimique.

Sous le titre de **Fragilité leucocytaire**.

Le **premier chapitre** aura trait aux *leucoses, leucexoses* ou *exoleucoses*, et *fibroses leucopathiques.*

Nous avons à ce sujet abordé les différents organes cités plus haut : mais il nous reste à réaliser de multiples expériences pour compléter et pouvoir présenter certains sous-chapitres.

*
* *

Nous publierons, dans la suite, une série de fascicules ayant trait séparément à chacun de ces organes : nous y ferons le parallèle des données classiques et de ce que nous aura montré la notion de leucopathie : c'est alors seulement que nous développerons nos critiques bibliographiques.

Aujourd'hui, à cause de l'ampleur du sujet, nous n'apportons qu'un **travail incomplet**, une vue d'ensemble sur notre conception des leucopathies et l'exposé de l'état actuel de nos recherches dans les parties les plus approfondies.

Le point de départ de cette réaction contre les idées classiques s'est trouvé, pour nous, dans l'examen des sédiments urinaires et dans certaines considérations physico-chimiques sur l'osmose.

Cette thèse est le résultat de dix-sept années d'études, dont neuf surtout consacrées à ce sujet.

Notre maître, M. Bouchard, nous a conseillé d'être bref pour tâcher d'être clair.

Presque toutes les observations cliniques nous ont semblé inutiles puisque à chaque instant se rencontrent des malades qui viennent confirmer nos dires.

Avant tout, nous établirons **des faits**, en donnant la technique simple et rigoureuse permettant de reproduire très facilement nos expériences.

CHAPITRE PREMIER

LEUCOSES. — LEUCEXOSES OU EXOLEUCOSES
FIBROSES LEUCOPATHIQUES

Rein.
Tissu cellulaire.
Foie.
Poumon.
Peau.

Etc.

REIN

NÉPHRITES AIGUES

Le rein comme tout organe est formé d'un ensemble d'éléments divers, en particulier :

Tubuli contorti;

Glomérules;

Tissu interstitiel;

Vaisseaux.

Si au cours d'un examen anatomo-pathologique il s'est trouvé une modification quelconque, un seul mot doit répondre à tout. On dit qu'il y a **néphrite**. Mais ces éléments constituants du rein ne sont pas aussi solidaires qu'il est classique de l'admettre. Chacun a besoin d'être étudié à part. Pour aborder les *néphrites aiguës* nous différencierons tout d'abord des **tubulites** et des **glomérulites**.

Tubulites.

Dans l'étude microscopique des lésions des tubuli nous n'avons à discuter aucun point des descriptions récentes qui deviennent classiques.

Nos fixations au liquide de Lindsay nous permettent d'apprécier les moindres détails de l'histologie fine actuelle. Mais nous ne tirons des conclusions que d'après des lésions accentuées appréciables par tous, et sur des coupes faciles au 150ᵉ ou au 100ᵉ de millimètre. Nous définirons la tubulite aiguë par les deux modifications suivantes :

1° Vacualisation du protoplasma par disparition des granulations acidophiles;

2° Pyknose des noyaux. Au lieu d'un réseau de nucléine étalé en un noyau sphérique élégant, il ne reste qu'une masse tassée ratatinée, irrégulière, anguleuse, prenant énergiquement la couleur basique d'une façon uniforme.

Glomérulites.

Les glomérules de Malpighy ne sont pas le bouquet vasculaire que l'on décrivait autrefois.

Pour se faire une idée de leur constitution véritable, il faut imaginer une sphère pleine formée par un plasmode du même genre que celui des tubuli, mais non identique comme résistance pathologique. Dans cette sphère pleine se creusent des canaux dans lesquels circule le sang.

Comme lésion microscopique de glomérulite aiguë on peut noter de la congestion avec dilatation des cavités sanguines.

On remarquera, d'autres fois, une infiltration leucocytaire dans les cavités sanguines et dans le plasmode glomérulaire.

Mais en général, on ne trouve rien d'anormal dans l'aspect du glomérule lui-même.

Au microscope il n'y a qu'un signe réel de glomérulite aiguë : *c'est le passage d'albumine ou de sang dans la cavité glomérulaire.* Sous l'influence de poisons divers la plasmode glomérulaire se perfore, et ses orifices, selon leur volume, laissent passer de l'albumine du plasma, ou du sang en nature avec ses globules *rouges.*

NÉPHROSES
NÉPHREXOSES ou EXONÉPHROSES

Ayant un point de départ précis d'après cette différenciation des tubulites et des glomérulites, nous pouvons aborder l'étude des manifestations leucopathiques au niveau du rein.

Technique.

Après avoir usé de poisons très divers, nous nous sommes arrêtés aux quatre types d'expériences suivants :

1ᵉʳ *type*. — Injection sous-cutanée à un lapin de 2 kilos environ, de 1 à 6 centimètres cubes d'une solution au titre de 1 centigramme de cantharidine dans 4 centimètres cubes d'éther acétique.

2ᵉ *type*. — Injection sous-cutanée quotidienne de 1 ou un demi-centimètre cube de la même solution. Scléroses en 9 ou 11 jours.

3ᵉ *type*. — Injection intraveineuse à un chien de 15 kilos environ, de 5 à 50 centigrammes d'acide chromique.

Procéder par doses fractionnées avec intervalles de 15 à 30 minutes.

4ᵉ *type*. — Répartir sous la peau d'un chien, en une dizaine de piqûres, 50 à 100 centimètres cubes de blanc d'œuf aseptique.

Les pièces sont fixées immédiatement après avoir sacrifié l'animal : tranches très minces de 1 à 2 millimètres : liquide de Lindsay, 14 heures.

Coloration au Magenta phéniqué, acide picrique, vert lumière avec légère modification des procédés combinés de A. Pettit et de Borrel.

Les injections de cantharidine sont celles qu'avaient faites MM. Cornil et Brault. Ces auteurs avaient déjà remarqué, en moins de trente minutes après l'injection sous-cutanée, le passage de leucocytes dans la cavité glomérulaire.

Avec l'acide chromique en injection intraveineuse au chien, les résultats sont plus rapides encore, et surtout plus intenses.

En trente ou même vingt minutes, peut se faire, au niveau du rein, un flux leucocytaire énorme.

Les tubes sont écartés et comprimés par l'**Infiltration interstitielle.**

Par places se sont formées de véritables **gommes toxiques.**

Autour de la capsule glomérulaire, les leucocytes se sont accumulés avec un maximum d'épaisseur autour de l'orifice du tube ; sur les coupes, ils donnent l'aspect d'une **bordure capsulaire** en forme de croissant.

Ce sont presque uniquement des lymphocytes, principalement au début du phénomène et surtout avec une dose faible.

En ne dépassant pas la dose que nous avons indiquée, la diapédèse n'est pas entravée et l'effet peut arriver à son maximum. Alors sur une coupe, les tubes refoulés ne s'aperçoivent plus qu'avec peine au milieu de l'amas de leucocytes.

Quand la leucose est peu intense et ne comprime

pas les tubuli, des leucocytes passent dans la cavité glomérulaire et à travers la paroi des tubuli pour venir former des *cylindres leucocytaires*.

Leur désagrégation rapide va donner des cylindres granuleux et de l'albumine urinaire.

**

Pendant que se fait le flux leucocytaire, le toxique parvient à léser plus ou moins la paroi des tubuli. Mais ce n'est pas la néphrite (tubulite) qui appelle le flux leucocytaire car, au début, vingt minutes après l'injection, la tubulite n'est pas encore visible : elle reste insignifiante relativement à l'infiltration leucocytaire.

Néphrite et néphrose sont des effets concomitants de l'action du toxique : ce n'est pas la néphrite qui a créé le flux leucocytaire.

Indépendance de la néphrite aiguë et de l'infiltration leucocytaire.

Il est très difficile de faire expérimentalement une tubulite **pure** du genre de celles que nous étudions. En

---

PLANCHE I

Néphrose et **Néphrexose** obtenues en vingt-cinq minutes chez le chien par injection intra-veineuse d'acide chromique.

Néphrose : 1° Infiltration diffuse et intertubulaire ; 2° gommes ; 3° bordure capsulaire en croissant.

Néphrexose : cylindres leucocytaires.

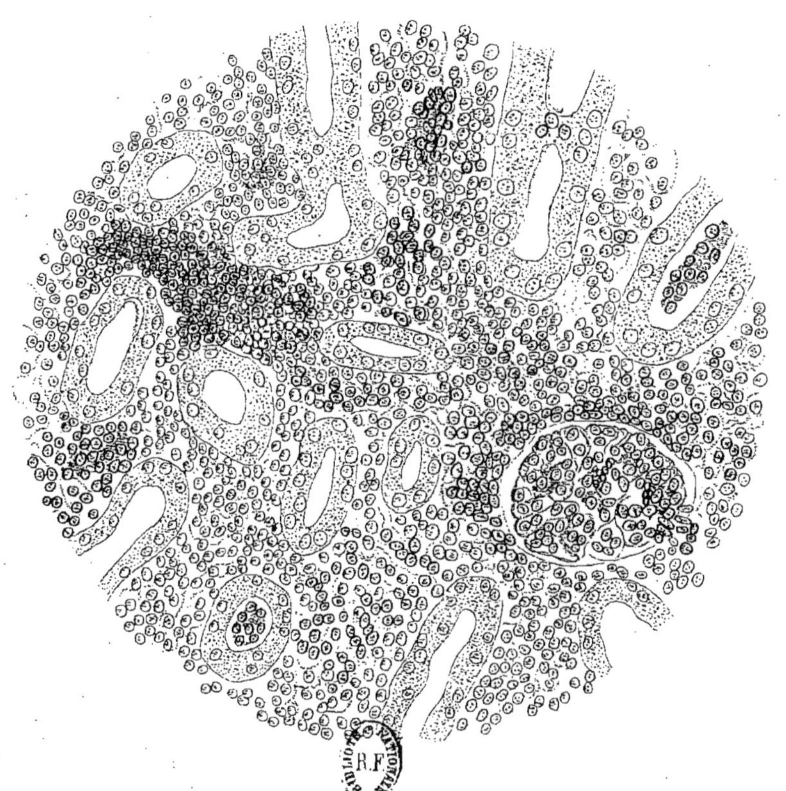

G. Steinheil, éditeur.

effet, les injections portées directement dans le rein, se répandent bientôt dans la circulation où elles produisent une leucopathie. Indirectement, on arrive au flux leucocytaire qui est dû à la leucopathie et non à la néphrite.

Avec M. H. Bierry (1), nous avons fait des ligatures de courte durée de la veine ou de l'artère d'un rein. Par un mécanisme que nous avons discuté, il se fait dans un temps très court, même en quinze minutes, de la néphrite (tubulite) très accentuée dans l'autre rein qui avait été laissé libre.

Malgré des néphrites parfois énormes nous n'avons *jamais* trouvé trace d'infiltration leucocytaire.

Un de ces lapins opérés aseptiquement ne fut sacrifié que 48 heures après.

La néphrite était presque entièrement réparée : il n'y avait pas d'infiltration leucocytaire.

*
* *

D'autre part, après plusieurs mois de survie, MM. Bierry et A. Pettit n'ont pas retrouvé de néphrite chez des chiens dont l'autre rein avait l'artère liée.

Ces constatations confirment celles de Pearce qui n'a jamais retrouvé de lésion du rein opposé.

Les résultats de MM. Albarran et Bernard sont identiques.

(1) H. BIERRY et E. FEUILLIÉ, *Soc. de Biologie*, 22 février 1908.

* *

Nous verrons à propos des albuminuries leucopathiques, comment il est possible de réaliser des néphrites (tubulites) énormes avec paroi des tubes déchiquetée et presque disparue, sans qu'il y ait trace d'albumine dans l'urine.

Il n'y avait pas non plus d'infiltration leucocytaire.

FIBROSES INTERSTITIELLES

La néphrexose ou exonéphrose s'est manifestée par l'élimination de cylindres leucocytaires, de cylindres granuleux et d'albumine urinaire.

La néphrexose a été un signe de leucopathie et non de néphrite. Cette élimination de cylindres leucocytaires a pû produire ainsi une **albuminurie salutaire**, une sorte de **cautère rénal** spontané.

La néphrexose n'en est pas moins un signe de mauvais augure car elle s'est accompagnée de néphrose produisant parfois très rapidement une fibrose interstitielle. Expérimentalement on peut y arriver en une dizaine de jours.

*
* *

Il est possible, comme le disent les classiques, que les leucocytes viennent à la longue combler les vides formés par la destruction de l'élément noble.

Il est possible aussi que ce tissu interstitiel réagisse pour aboutir à la sclérose.

Mais nous pensons que le plus souvent, aussi bien pour les autres organes que pour le rein et les vaisseaux, c'est aux infiltrations leucopathiques, aux leucoses que sont dues les **fibroses interstitielles.**

Ce processus seul peut expliquer la rapidité de fibrose que nous venons de signaler : le tissu fibreux jeune est encore tout infiltré de leucocytes plus ou moins allongés ou déformés.

Dominici a fourni, dans ses préparations du tissu conjonctif, des preuves matérielles de cette transformation des leucocytes.

*
* *

Nous possédons des coupes d'un rein d'autopsie enlevé à un enfant de 11 ans dans des conditions telles que la cadavérisation n'avait pu intervenir.

La mort était survenue le vingt-quatrième jour après le début d'une éruption de scarlatine, au cours du syndrôme classique appelé néphrite scarlatineuse.

Le plasmode des tubes était intact. Mais entre les tubes et autour des vaisseaux existait une sclérose jeune très épaisse avec infiltration de leucocytes.

Cet enfant n'avait jamais été malade avant sa scarlatine : la fibrose avait dû se former dans les quelques jours de sa leucopathie.

CYLINDRES URINAIRES

Il y a quatre variétés principales de cylindres :
Cellulaires dits « Épithéliaux » ;
Granuleux ;
Hyalins ;
Cireux.

Les *cylindres hyalins* et les *cylindres cireux* peuvent être dus simplement à la coagulation intratubulaire d'une albumine urinaire.

Les *cylindres granuleux* peuvent avoir pour origine des granulations protoplasmiques désagrégées de la paroi des tubuli et agglomérées dans la lumière du tube ; une dégénérescence plus accentuée les transformera en cylindres hyalins ou en albumine dissoute ; mais ils ne peuvent être dans ce cas qu'une source extrêmement minime d'albumine urinaire, une cause seulement théorique d'albuminurie : dans des néphrites expérimentales énormes il peut n'y avoir pas trace appréciable d'albumine dans l'urine.

Les *cylindres cellulaires* donnent par dégénérescence
les trois autres variétés de cylindres : après solubilisation complète ils sont une source importante d'albumine urinaire, une **cause capitale d'albuminurie.**

Quelle est l'origine des cylindres cellulaires? — Nous con-
naissons trois sortes de cellules pouvant entrer dans
leur constitution (à part les hématies).

Tout d'abord, nous ne ferons que signaler les cylindres observés par MM. Retterer et Lelièvre à la suite
d'un régime sec prolongé. Nous avons reproduit ces
expériences chez le cobaye et la souris. Ce sont là des
formations extrêmement curieuses : mais en dehors de
ces conditions alimentaires très spéciales, dans toutes
nos coupes d'anatomie pathologique du rein nous
n'avons retrouvé que quelques cellules anormales pouvant en être rapprochées. Nous pensons que c'est une
source négligeable de cylindres cellulaires.

Restent les **cellules rénales** et les **leucocytes.**

Cylindres épithéliaux.

Au cours d'une intoxication suraiguë, au sublimé par
exemple, le plasmode tubulaire est tellement vacuolisé ou déchiqueté, qu'il ne reste que quelques frag-

ments irréguliers accolés à la basale : les noyaux plus ou moins dégénérés englobés par des débris protoplasmiques s'accolent en cylindres dans la lumière du tube.

Ces cas suraigus sont incompatibles avec la vie.

*
* *

Quand l'intoxication a été faible ou de moyenne intensité, il est très rare d'observer cette desquamation épithéliale. L'étude anatomo-pathologique des *néphrites* trouve une cause d'erreur énorme dans ce fait que les autopsies ne sont pratiquées que vingt-quatre heures au moins après la mort : le décollement épithélial est facile pendant cette période : c'est surtout une lésion de cadavérisation. La constitution en plasmode de la paroi des tubuli rend moins facile d'ailleurs la conception du décollement d'une *cellule rénale* : un fragment de plasmode tombé dans l'urine

---

PLANCHE II

FIGURE 1. — **Cylindres épithéliaux**, d'après la conception classique : décollement du plasmode des tubuli.

FIGURE 2. — **Cylindres leucocytaires**. Aspect d'une coupe bien fixée avant toute altération cadavérique.

Autopsies de sujets répondant au type clinique dénommé *Néphrite parenchymateuse* (grosse albuminurie, énorme quantité de cylindres cellulaires).

Partout le plasmode rénal est en place : les cellules des cylindres sont des leucocytes.

En principe, la cellule rénale n'existe pas dans l'urine.

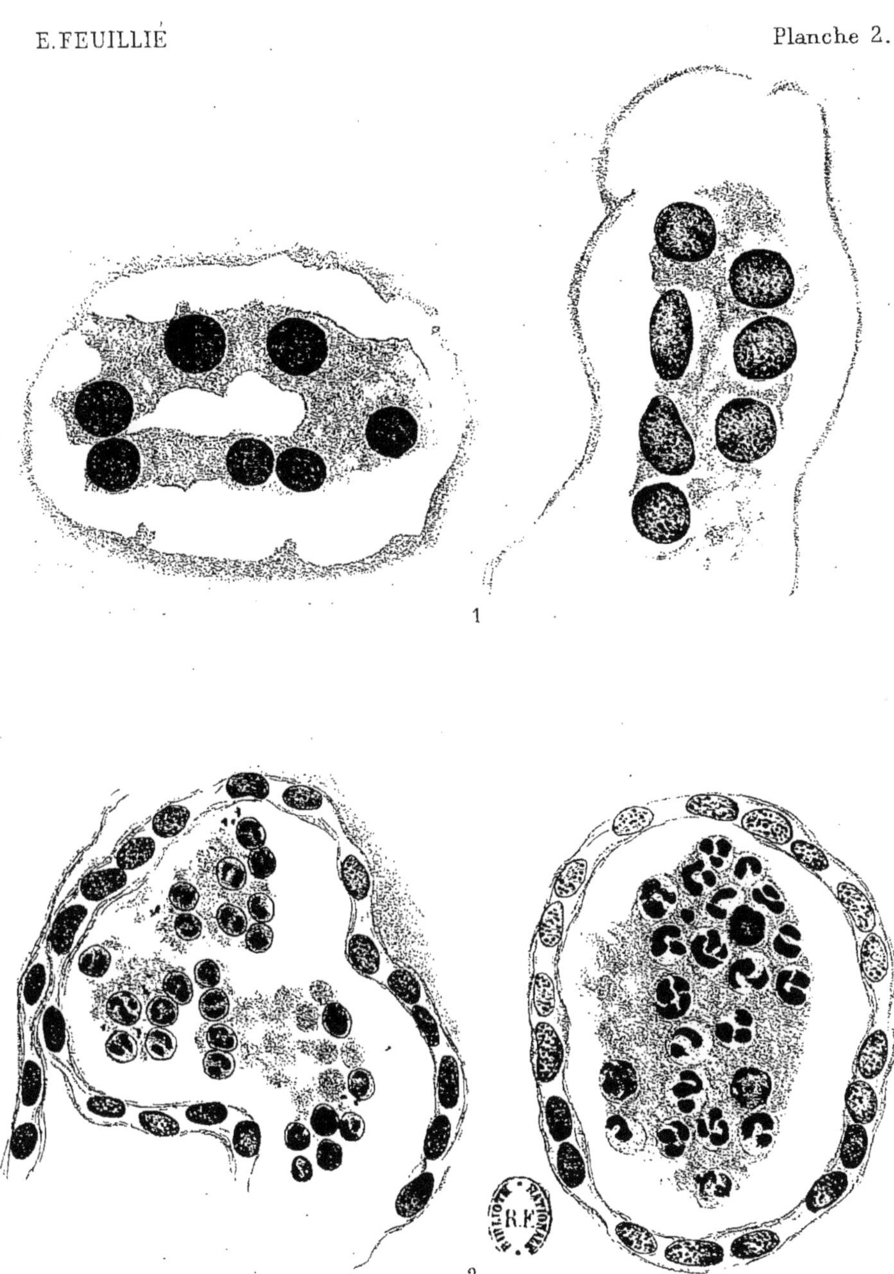

G. Steinheil, éditeur.

ne pourrait avoir qu'une forme dentelée : un contour régulier indique un *leucocyte*.

La cellule rénale est relativement exceptionnelle dans l'urine : les cylindres cellulaires sont des cylindres leucocytaires.

*
* *

Certains cas nous permettent même de considérer la loi comme absolue : ce sont les plus intéressants.

Au cours de ce qu'on appelle la **néphrite parenchymateuse**, l'urine peut renfermer des quantités prodigieuses de cylindres cellulaires. Il s'agit souvent d'individus dont l'affection évolue vers la mort en quatre à dix semaines : en même temps que les cylindres, l'urine renferme 4 à 10 grammes d'albumine par vingt-quatre heures. Supposons une évolution de huit semaines, se terminant par la mort : si nous mettons à part les instants de la période agonique, nous pouvons affirmer que **tous les cylindres cellulaires d'une évolution de sept semaines sont formés uniquement par des leucocytes**.

En nous mettant à l'abri des modifications de cadavérisation nous avons pu dans **cinq autopsies de ce genre**, montrer d'une façon matérielle **que nulle part il n'y avait de desquamation épithéliale** et que d'autre part, surtout quand il s'agit de polynucléaires, les cellules formant les cylindres **sont uniquement des leucocytes**. De multiples préparations nous en donnent une démonstration rigoureuse.

*
* *

Si l'on tient compte des quelques restrictions que nous avons faites, il nous semble permis de dire comme règle générale pour les cas compatibles avec une existence de quelque durée :

Il n'existe dans l'urine ni **cellules rénales** *ni* **cylindres épithéliaux** : *ce sont* des **leucocytes** *et des* **cylindres leucocytaires**.

CYLINDRES LEUCOCYTAIRES

Etudions successivement :
Leurs causes de formation;
Leur signification;
Les complications qu'ils provoquent;
Leur destinée.

*
* *

Causes de formation des cylindres leucocytaires.

....Ce sont toutes les causes de diapédèse intra-tubulaire.

Tout d'abord les inflammations classiques. La lutte engagée contre des microorganismes localisés dans le rein peut amener la chute de leucocytes dans l'intérieur des tubuli. *Mais, dans le plus grand nombre de cas, il s'agit d'une leucose, d'une néphrose, conséquence directe d'une leucopathie.*

- En même temps que cet exode leucocytaire, il peut exister de la néphrite (tubulite) : mais c'est une lésion concomitante.

Une néphrite (tubulite) ne provoque pas d'appel leucocytaire.

En principe, par conséquent, la **présence des cylindres cellulaires n'est pas un signe de néphrite.**

*
* *

Signification des cylindres leucocytaires.

Quand il ne s'agit pas d'inflammation microbienne du rein, quelles conclusions pouvons-nous donc tirer de la constatation dans le sédiment urinaire de cylindres cellulaires?

Nous pourrons dire :

1° Les cylindres leucocytaires indiquent une leucopathie.

2° La cause de la leucopathie a pu en même temps perforer le glomérule qui laisse sourdre de l'albumine du plasma (glomérulite).

3° La même cause a pu en même temps faire de la tubulite (néphrite).

4° Parmi les leucocytes malades dans la circulation, certains, qui sont fragilisés, répandent dans le sang des sucs très toxiques (comme nous le verrons plus loin) dont l'effet vient s'ajouter au poison primitif pour aggraver les troubles morbides et en particulier la glomérulite et la tubulite.

Ce n'est donc pas le rein qu'il faut chercher à soigner, car la glomérulite et la néphrite se réparent avec une incroyable facilité : nous sommes d'ailleurs à peu près désarmés contre elles.

Ce n'est pas le rein qu'il faut chercher à soigner, car s'il souffre, c'est d'une façon passive : ce n'est pas lui qui crée l'exode des leucocytes.

Ce qu'il faut, c'est soigner la leucopathie : par conséquent chercher à supprimer l'intoxication ou l'infection extra-rénale qui en est le *primum movens*.

Ce qu'il faut aussi, c'est chercher, à éliminer autrement, par une **dérivation** ou une **saignée**, les leucocytes malades. Car la conclusion primordiale qu'il faut tirer de la constatation dans l'urine de cylindres leucocytaires, c'est que **en même temps que l'exode leucocytaire, il existe de la néphrose, de l'infiltration leucocytaire qui menace le malade de fibrose interstitielle du rein.**

La glomérulite et la tubulite (néphrite) étaient pour nous relativement négligeables : le danger réside dans l'infiltration leucocytaire qui doit être notre préoccution primordiale quant aux indications thérapeutiques. **Ce n'est pas le rein qu'il faut soigner mais le leucocyte.**

* *

Complications produites par les cylindres leucocytaires.

L'élimination des cylindres cellulaires peut être parfois considérée comme **salutaire** au même titre qu'un eczéma faisant l'office de cautère. Mais si les leucocytes sont en trop grande abondance il se produit de véritables bouchons leucocytaires. En amont de l'obstruction se fait une dilatation énorme : le tissu rénal prend alors l'aspect **d'une dentelle à trame très fine** : on n'y voit que des trous : à moins que les tubuli dilatés ne soient remplis de leucocytes. *Le plasmode tubulaire est fortement aplati mais partout continu* : **il n'y a pas de desquamation épithéliale.**

Si l'obstruction se généralise, on arrive à **l'anurie par obstruction** (1).

Parfois, comme l'a signalé M. Chauffard, l'anurie peut se terminer par une débâcle de débris cellulaires et de cylindres.

* *

Destinée des cylindres cellulaires.

Nous avons déjà vu que les cylindres cellulaires

(1) ACHARD, Pathogénie et traitement des anuries, 1ᵉʳ *Congrès international d'urologie.*

peuvent se transformer en cylindres granuleux et hyalins. Une dégénérescence plus accentuée donnera de l'albumine urinaire.

Tous les classiques décrivent dans l'urine de certaines *néphrites parenchymateuses* des cylindres *granulo-graisseux* et des gouttelettes de *graisse*.

Dans l'examen d'un grand nombre de sédiments urinaires, la réaction osmiquée nous semblait insuffisante. L'acide osmique ne donnait qu'une teinte bistrée légère à ces cylindres et à ces gouttelettes, au lieu de les colorer en noir franc. Le sudan, au contraire, les colorait parfaitement.

Nous avons repris cette étude avec M. Mulon (1).

Les cylindres granulo-graisseux, que nous avons examinés en lumière polarisée, provenaient de l'urine de deux sujets répondant au type clinique de néphrite parenchymateuse chronique classique.

Les cylindres, grossièrement granuleux, sont très riches en gouttelettes réfringentes d'aspect huileux, le plus souvent incolores, parfois naturellement teintées en jaune pâle. La dessiccation à l'air libre, dans l'étuve à 37°, n'altère pas ces gouttelettes. Conservées dans l'urine, entre lame et lamelle lutées, elles ne présentent aucune altération au bout de quelques jours (pas de cristaux d'acides gras, comme en laissent apparaître les graisses banales). Elles se dissolvent immédiatement dans le xylol, assez vite dans l'alcool, mais résistent à l'acétone. Un séjour prolongé dans

(1) Mulon et Feuillié, *Société de Biologie*, 19 décembre 1908.

l'acide osmique ne les colore qu'en bistre pâle, et nullement en noir, ou même en bistre foncé, comme la
plupart des autres graisses. Par contre, le sudan, le

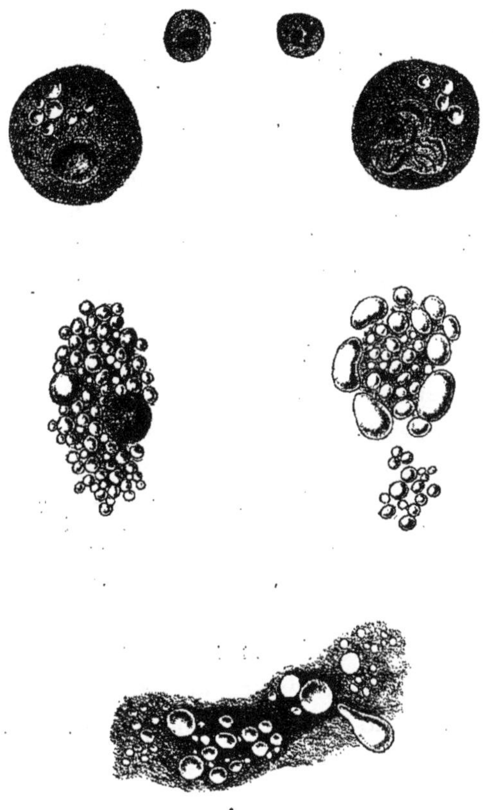

scarlach les colorent en rouge, très vif pour ce second
colorant. *Examinées en lumière polarisée*, les deux
nicols étant croisés, ces gouttelettes se montrent bi-réfrin-

gentes, et, à cause de leur forme sphérique, fournissent l'image de la **croix de polarisation.** Tous ces caractères nous permettent, d'après les recherches antérieures de Dastre, Morat, Mulon, de fixer la nature de ces gouttelettes dites graisseuses ; ce sont des gouttes de lécithine ou, tout au moins, d'un lipoïde très riche en lécithine.

D'où provient cette lécithine ? On trouve dans l'urine, en dehors des cylindres, des agrégats mûriformes de gouttelettes. Si l'on colore ces amas avec de l'hématéine on peut déceler à leur intérieur un noyau qui a tous les caractères de celui des leucocytes poly ou mononucléaires.

Il s'est fait une **dégénérescence protéo-lipoïdique** qui a provoqué un **appel d'eau** pour arriver au volume parfois considérable de ces vésicules bi-réfringentes.

Nous avons là un exemple matériel d'appel d'eau par dégénérescence cellulaire : c'est le type pathogénique d'un œdème : c'est un **œdème élémentaire.** Nous y reviendrons à propos de l'œdème des tissus.

La lécithine n'est pas vraisemblablement le principal agent de l'appel d'eau : nous choisissons le mot de *protéo-lipoïdique* pour laisser la place à des substances protéiques mal connues d'une puissance *œdématogène* beaucoup plus grande.

ALBUMINURIES LEUCOPATHIQUES

Nous commencerons cette étude en montrant que des *leucocytes ou des cylindres cellulaires peuvent donner toute la série des produits albuminoïdes de l'urine.*

*
* *

Une cellule en cytolyse dans un milieu liquide peut donner très rapidement des résidus dissous dans le liquide. C'est ainsi que M. L. Launoy, dans l'étude histo-physiologique de l'autolyse aseptique du foie, trouve qu'une solution physiologique dans laquelle on a mis autolyser un petit fragment de foie, contient des substances albuminoïdes coagulables, déjà deux heures après la mise à l'étuve.

*
* *

Neufeld et Haendel en faisant agir sur des leucocytes, sur des cellules hépatiques ou spléniques, des savons, de la lessive de potasse, du taurocholate de soude, observent comme **action immédiate** la formation d'une gelée visqueuse avec dissolution complète du noyau.

*
* *

Si l'on ne considère que le noyau, la chimie nous apprend déjà que les nucléo-albumines peuvent se dédoubler en :

Albumine :

Et nucléine.

La nucléine à son tour va donner :

Acide phosphorique ;

Composés xanthiques (acide urique en particulier) ;

Hydrates de carbone.

Si bien que au point de vue des résidus dissous de cytolyse, on peut considérer comme analogues :

Albumine ;

Acide urique ;

Hydrates de carbones.

*
* *

Voyons avec Leidié ce que deviennent les leucocytes dans l'urine : peu nous importe en ce moment la cause qui a provoqué la diapédèse urinaire.

M. E. Leidié, pharmacien de l'hôpital Necker, a étudié les produits dissous des leucolyses dans les urines **purulentes.** Nous reproduisons entièrement son premier travail sur la « pyine » et la « mucine » des urines (1).

« Le procédé qui sert à caractériser chimiquement

(1) *Journal de pharmacie et de chimie,* 1er août 1896.

la présence du pus dans les urines est basé sur les propriétés attribuées à deux substances que l'on a nommées **pyine** et **mucine**.

« Dans ce travail j'ai montré que, loin d'être des variétés naturelles d'albumine ainsi qu'on l'avait admis jusqu'à présent, la pyine décrite par Gueterbock et la mucine urinaire décrite par Riessner sont des produits de transformation qui résultent de l'action des alcalis sur les éléments du pus.

« I. — Considérons le cas où les leucocytes n'ont subi aucune altération, c'est-à-dire le cas des urines purulentes acides à l'émission. Lorsque ces urines ont été recueillies et abandonnées au repos avec les précautions habituelles d'aseptie, elles se séparent au bout d'un certain temps en un dépôt et un liquide clair. Le dépôt est recueilli sur un filtre et traité par une solution de chlorure de sodium à 1 p. 100 ; celle-ci enlève une matière albuminoïde soluble que l'on caractérise comme une globuline, et laisse inaltérés les éléments organisés du pus. *L'urine filtrée ne précipite pas par l'acide acétique,* elle donne un coagulum par l'ébullition : elle renferme encore une certaine proportion de globuline, ainsi qu'une sérum-albumine.

« Les leucocytes ayant conservé leur intégrité, comme il est facile d'ailleurs de le constater au microscope, les albuminoïdes ainsi caractérisés ne peuvent provenir que du sérum du pus. On sait que ce sérum renferme une sérum-albumine et une sérum-globuline ; or la première s'est dissoute intégralement, tandis que la seconde, en raison de la propriété des globulines d'être incomplètement précipitables par les acides faibles, s'est partagée en deux parties : l'une s'est précipitée sous l'influence de l'acidité urinaire (c'est cette matière qui, dans les urines acides non purulentes constitue, avec certains éléments anatomiques, la prétendue mucine **du mucus de la vessie**) ; l'autre partie, précipitable seulement dans des conditions spéciales, est restée en dissolution avec la sérine. On est donc en droit de dire qu'il n'existe ni pyine, ni mucine dans le sérum du pus normal.

« II. — Lorsque ces urines purulentes sont abandonnées à l'air, elles finissent par subir la fermentation ammoniacale ; alors les leucocytes se gonflent, se désorganisent et donnent naissance à une matière albuminoïde. Cette substance soluble n'est pas une variété d'albumine, la pyine, c'est une alcali-albumine analogue aux corps qui prennent naissance sur les matières protéiques telles que les globulines et les sérines : elle est en effet soluble légèrement dans l'eau pure quoi qu'on en ait dit, facilement soluble dans les dissolutions de carbonate de soude à 1 p. 100, d'où les acides dilués la précipitent, et dans celles de chlorure de sodium à 1 p. 100, insoluble dans les dissolutions neutres et saturées de sulfate de magnésie, de sulfate d'ammoniaque et de chlorure de sodium, tous caractères qui auraient pu la faire prendre pour une globuline, mais elle est incoagulable par la chaleur, ce qui est son caractère distinctif capital. La portion qui résiste à l'action dissolvante du carbonate de soude à 1 p. 100 n'est pas de la mucine ; car, bouillie avec les acides

minéraux étendus, elle ne donne pas l'hydrate de carbone réducteur de la liqueur cupro-potassique, ce qui
est, par définition, le caractère essentiel des mucines ;
mais cette matière, dans les eaux de lavage de laquelle
on ne décèle pas la présence de phosphates, se décom-
pose par l'ébullition avec de l'eau chargée d'un acide
minéral ou d'un alcali caustique, en donnant une dissolution qui renferme, outre une acide-albumine ou
alcali-albumine suivant le cas, un orthophosphate
directement précipitable par les réactifs ordinaires de
l'acide phosphorique ; or, ce sont là les caractères
essentiellement distinctifs d'une nucléo-albumine.

« L'urine, séparée du précipité formé par l'acide acétique, renferme un certain nombre de substances protéiques. Parmi ces substances, on décèle une **sérum-albumine** précipitable par le sulfate de magnésie en solution acétique et coagulable par la chaleur (on l'isole
par précipitation au moyen de l'alcool ainsi qu'on l'a
vu plus haut), ainsi que des **peptones** que l'on caractérise par la réaction dite du biuret dans le liquide d'où
l'on a précipité la sérine par le sulfate de magnésie.

« Si la fermentation ammoniacale a duré plus longtemps, cinq à six jours par exemple, on observe que
la quantité des substances protéiques précipitables par
l'acide acétique augmente tout d'abord et devient quelquefois double de la quantité dosée au bout d'un jour,
puis diminue et devient nulle; à ce moment, il arrive
même que l'on n'obtient plus de coagulum par la
chaleur. *C'est que les nucléo-albuminoïdes se sont dé-
composées en acide phosphorique et en alcali-albumines,*

et que celles-ci à leur tour, de même que les globulines et les sérines dissoutes, se sont transformées en protéoses diverses. Les urines, en effet, donnent avec le sulfate d'ammoniaque un précipité de propeptones ou albumoses (protéoses vraies ou propeptones) ; quant à la liqueur privée ainsi des propeptones, elle précipite à son tour par le tannin acétique et donne la réaction dite du biuret (peptones vraies).

« On est donc en droit de dire qu'il n'existe pas non plus de pyine et de mucine dans les leucocytes.

« 1° On les met en contact avec de l'eau stérilisée renfermant 2 grammes d'acide acétique par litre (représentant approximativement l'acidité totale de l'urine), ou saturée à froid d'acide urique (o gr. 56 par litre) ; au bout de vingt-quatre heures on ne trouve pas dans le liquide de matières albuminoïdes dissoutes ; au bout de 2 à 3 jours, on en retrouve des traces.

« 2° On les traite par une dissolution renfermant par litre 20 grammes de chlorure de sodium et 4o grammes de carbonate neutre d'ammoniaque, c'est-à-dire la proportion théorique qui serait formée par les 25 grammes d'urée qu'un litre d'urine renferme en moyenne (4o grammes étant artificiellement préparés avec des quantités dosées de sesquicarbonate d'ammoniaque et d'ammoniaque). Après un contact de vingt-quatre heures au plus, après avoir agité de façon à diluer le dépôt visqueux, on filtre et on acidule par un excès d'acide acétique.

« Le précipité formé par l'addition d'acide acétique est recueilli sur un filtre lavé à l'eau distillée et traité pendant qu'il est encore humide par une solution de carbonate de soude à 1 p. 100, qui ne dissout pas les nucléines comme le fait la soude, mais qui dissout facilement les alcalis-albumines. La matière ainsi dissoute possède bien les caractères d'une alcali-albumine : solubilité dans les alcalis d'où les acides la précipitent, précipitation à froid par le sulfate de magnésie où le sulfate d'ammoniaque, ou le chlorure de sodium dissous à saturation et en liquide neutre, mais impossibilité d'être coagulée même à l'ébullition ; ce dernier la distingue des globulines dont les trois premiers la rapprochent (ce qui avait fait supposer que la pyine des anciens auteurs était une paraglobuline).

« La partie insoluble dans le carbonate de soude à 1 p. 100 n'est pas une mucine, mais une nucléo-albumine, comme nous l'avons déjà établi plus haut : en effet, elle ne donne pas d'hydrate de carbone réducteur de la liqueur cupro-potassique quand on la fait bouillir avec de l'eau acidulée par l'acide sulfurique ; mais elle possède la composition élémentaire des nucléo-albumines, et on y décèle la présence du phosphore et du soufre, soit en la faisant bouillir avec de l'eau chargée d'acide chlorhydrique ou de soude, et caractérisant dans la liqueur les acides phosphoriques et sulfuriques, soit mieux en la calcinant avec un mélange d'azotate de potasse et de carbonate de soude et caractérisant les mêmes acides dans la masse saline prise par l'eau.

« Les substances protéiques restées en dissolution dans le liquide sont caractérisées comme formées par un mélange d'albumines et de globulines non modifiées accompagnées de protéoses (propeptones et peptones).

« Lorsque le contact des leucocytes avec la liqueur alcaline est prolongé plusieurs jours, alors que l'addition d'acide acétique ne donne plus aucun précipité et que l'ébullition du liquide ne donne plus de coagulum, on observe que le sulfate d'ammoniaque fournit seul un précipité (ce sont des protéoses vraies ou propeptones) ; la liqueur séparée des propeptones donne encore un précipité avec le tannin additionné d'acide acétique et manifeste la réaction du biuret (peptones) ; de plus, le liquide étant évaporé à sec et le résidu étant calciné avec un mélange de nitrate de potasse, on caractérise dans la masse saline, reprise par l'eau comme ci-dessus, les acides sulfuriques et phosphoriques, ce qui est un indice de la décomposition des nucléo-albumines.

« Ces phénomènes sont donc bien identiques à ce qui se passe dans les urines purulentes ammoniacales, et cette vérification lève tous les doutes qui auraient pu naître sur la présence dans l'urine des phosphates et sulfates solubles, ainsi que de celle des diverses protéines.

« CONCLUSIONS. — La pyine et la mucine, décrites comme les substances protéiques caractéristiques de la présence du pus, ne préexistent donc ni dans le sérum ni dans les globules du pus : les caractères de solubilité dans les différents liquides, et de précipitation par les différents réactifs, qui sont indiqués comme propres à établir leur existence et à les différencier l'une de l'autre, résultent de l'interprétation erronée d'un certain nombre de réactions chimiques ; ce ne sont pas des variétés naturelles d'albumine, mais des produits de transformation d'albuminoïdes primitifs, et les phénomènes en apparence compliqués que l'on a observés dans les urines purulentes peuvent se ramener à l'action des alcalis sur les éléments du pus.

« Si les urines purulentes n'ont pas subi la fermentation ammoniacale, les leucocytes ont conservé leur intégrité ; ils se déposent en même temps que les éléments anatomiques qui existent habituellement en suspension dans les urines ; quant au sérum du pus, il se mélange à l'urine dans laquelle on peut constater la présence des albuminoïdes qui caractérisent ce sérum.

« Les urines purulentes ont-elles, au contraire, subi la fermentation ammoniacale ? Les leucocytes se désagrègent et les nucléo-albuminoïdes se dissolvent ; quant aux globulines et aux sérines dissoutes, elles subissent toute la série des transformations que l'on observe en pareil cas suivant la durée de la fermentation, savoir : production d'alcali-albuminoïdes, puis de protéoses vraies ou propeptones, enfin de peptones vraies. L'addition d'acide acétique sépare ces produits en deux groupes : d'une part les nucléo-albumines et les alcali-albumines qui se précipitent ; d'autre part, les sérines et les globulines avec leurs produits de transformation intermédiaire ou ultime qui restent dissous. »

*
* *

Nous avons repris ces expériences. Leidié ne considère que ce qu'il appelle du pus et uniquement en milieu alcalin.

Dans la série d'albuminoïdes de leucolyse, nous avons même trouvé une substance qui ne coagulait pas par la chaleur en liqueur acétique, même en présence d'un excès de chlorure de sodium, et qui, cependant, avec le réactif de Tauret, donnait un précipité ne se redissolvant pas à chaud. Ce n'était pas une albumine vraie ayant échappé à la réaction du début, mais plutôt une substance albuminoïde intermédiaire aux albumines vraies et aux albumoses, une sorte de *préalbumose*.

*
* *

Dans ces manipulations, il est bien difficile d'opérer aseptiquement.

Le développement microbien peut intervenir dans la solubilisation des leucocytes, de même que la réaction alcaline qui se développe elle-même d'ailleurs par transformation ammoniacale de l'urée.

*
* *

Ces deux facteurs, microbes et alcalinité ne sont pas indispensables.

Même en **urine aseptique et acide** les leucocytes intacts sont rares : le plus grand nombre sont gonflés, déchiquetés en voie de leucolyse quand ils viennent du rein.

Les ferments urinaires et leucocytaires ont suffi à cette tâche : peut-être aussi une *hypotonicité locale et momentanée de l'urine* dans son trajet intra-rénal.

Les leucocytes qu'on retrouve sont ceux qui ont résisté, au moins en partie : les autres sont à l'état de résidu dissous de cytolyse. Aux **dépens de leur masse** s'est formée de l'albumine urinaire.

C'est un premier type d'albuminurie leucopathique *quel que soit le point des voies urinaires* où est tombé le leucocyte.

La cause peut donc être très variable : toute inflammation au niveau des voies de sécrétion et d'excrétion. *Mais aussi nous avons vu la néphrexose pouvoir exister en dehors de toute lésion rénale comme primum movens, et même en l'absence absolue de toute lésion rénale.*

Dans les albuminuries leucopathiques **aux dépens de la masse lymphatique,** nous arrivons donc à un type, **l'albuminurie leucocytaire,** non seulement sans cause rénale, mais encore avec possibilité d'absence complète de toute lésion rénale, aiguë, glomérulite ou tubulite.

*   *   *

L'organisme peut fournir en quelques heures une **masse de leucocytes** répondant aux doses les plus grandes d'albumine urinaire.

Dans un cas, nous avons pu peser en vingt-quatre heures, 5 gr. 6 de résidus figurés de leucolyse dans une urine renfermant 26 grammes d'albumine pour vingt-quatre heures.

On peut juger de l'importance du rendement de l'organisme en leucocytes par l'étude de la pneumonie : un adulte qui n'a en chiffres ronds que 10 grammes de leucocytes, y compris ses réserves mobilisables, passe rapidement de 10.000 à 40.000. Il a pu fournir, par conséquent, du jour au lendemain, 30 grammes de leucocytes.

Un chien de 15 kilogrammes, qui ne possède au maximum que 2 grammes de leucocytes, donne facilement en six jours 500 grammes de pus épais, avec des abcès à la térébenthine.

D'ailleurs chez l'homme, les fortes doses d'albumine n'existent que pendant deux ou trois jours ; dans l'immense majorité des cas, un seul jour.

Ce sont des **décharges** auxquelles succède pendant quelques jours un abaissement considérable du taux de l'albumine.

Quand, dans l'intervalle des décharges, il ne se trouve plus d'albumine dans l'urine, on a le type des albuminuries intermittentes.

Mais là, plus encore que précédemment, ce sont des décharges d'origine leucocytaire, il n'y a pas de néphrite comme primum movens.

Nous ne voulons pas dire cependant que dans un cas type appelé **néphrite parenchymateuse** la totalité de l'albumine urinaire est due uniquement à la leucolyse.

En effet, nous reconnaissons **trois variétés d'albuminuries leucopathiques** :

1° Celle que nous venons d'étudier : **l'albuminurie leucocytaire** qui est formée **aux dépens de la masse lymphatique** ;

2° Au moment où un leucocyte vient de faire diapédèse, il a pu passer de l'albumine du plasma par l'orifice momentané qu'il a laissé derrière lui : **variété para-diapédétique** ;

3° Les leucocytes malades dans la circulation répandent dans le sang des sucs toxiques qui viennent perforer le glomérule en y créant des orifices laissant passer du sang en nature, ou de l'albumine du plasma seulement : variété par **glomérulite leucopathique.**

C'est elle surtout qui nous expliquera l'hématurie des poussées aiguës au cours de « néphrites chroniques ».

*
* *

Le poison qui a créé la leucopathie a pu en même temps faire de la néphrite, tubulite et glomérulite. La néphrite classique, la tubulite, ne donne pas d'albumine dans l'urine à part la minime quantité plutôt théorique qui peut provenir de la fonte des granulations protoplasmiques du plasmode rénal.

C'est au moyen de la glomérulite que le poison *primum movens* produit dans le glomérule des orifices laissant passer l'albumine du plasma.

C'est la variété d'albuminurie **par glomérulite directe** qui peut ajouter sa part, dans la même urine, à celle des **trois variétés d'albuminuries leucopathiques.**

Nous dirons donc en résumé, en ne tenant compte que de la pathogénie, qu'une intoxication peut produire de l'albuminurie par les deux processus suivants :

Albuminurie par glomérulite directe ;

Albuminurie leucopathique (avec ses 3 variétés).

*
* *

Bien plus, une albuminurie peut **être purement leucopathique.**

Le fait se comprend quand les leucocytes proviennent d'une inflammation des voies urinaires extra-rénales.

Mais comment démontrer cette dépendance directe de l'albuminurie et d'une leucopathie seule ?

Il nous a fallu chercher à agir sur les leucocytes, sans toucher au rein : nous avons provoqué des **abcès de fixation.**

Nous avons choisi pour cette étude les abcès produits par l'injection de 1 centimètre cube d'essence de térébenthine chez le chien ; l'abcès évolue en 3 ou 4 jours donnant 60 à 150 centimètres cubes de pus et facilement davantage.

La cicatrisation se fait très rapidement, en 2 jours d'ordinaire chez un animal vigoureux.

Il est possible de provoquer successivement plusieurs abcès ; on arrive facilement à retirer en 5 à 6 jours un poids de 300 à 400 grammes de pus chez un chien de 12 à 15 kilogrammes.

On a opéré chez cet animal une véritable saignée

blanche, en lui retirant ainsi un poids relativement énorme de leucocytes.

Si l'on a eu soin d'examiner le sang de l'animal pendant l'évolution de ces abcès, on voit disparaître les éléments leucocytaires en voie de dégénérescence : on assiste à une véritable rénovation leucocytaire.

On sait, d'autre part, qu'une injection sous-cutanée de sublimé en dissolution dans l'eau provoque de l'albuminurie et de la néphrite (tubulite) : nos doses variaient de un demi à 1 centimètre cube de solution au millième par kilogramme d'animal.

Il est classique de dire que le poison a fait une lésion rénale qui a permis le passage dans l'urine d'albumine du sérum.

L'albuminurie serait un signe de néphrite.

Cependant si l'on a eu soin de préparer un chien par 3 ou 4 abcès à l'essence de térébenthine, la même injection sous-cutanée de sublimé ne produit plus d'albuminurie **malgré une néphrite** (tubulite) **parfois énorme**.

Grâce à la rénovation leucocytaire, il n'y a pas eu leucopathie, et partant il ne pouvait y avoir d'albuminurie leucopathique.

*
* *

Nous avons réalisé un autre genre d'expériences (1) :
Au lieu de commencer par des abcès provoqués, in-

(1) Émile Feuillié, Influence des abcès provoqués sur l'albuminurie. *Société de biologie*, 20 avril 1908 et 27 avril 1907.

jectons d'emblée la solution de sublimé. Au bout de 24 heures, on constate la présence d'albumine dans l'urine. Continuons à injecter chaque jour la même dose de sublimé.

Vers le troisième jour, l'albuminurie diminue, et à partir de la sixième ou septième injection, il n'existe plus d'ordinaire aucune trace d'albumine dans l'urine.

En maintenant chaque jour la même dose de sublimé l'animal cherche à jouer, a bon appétit. En le sacrifiant au 20e jour, on lui trouve une néphrite (tubulite) parfois énorme sans infiltration leucocytaire.

Au point de vue de l'albuminurie, l'intoxication mercurielle a donc produit en 6 ou 7 jours le même effet qu'une série d'abcès provoqués.

Comme pour les abcès provoqués, nous avons cherché dans l'examen des leucocytes du sang la cause de cette disparition de l'albuminurie.

En plus de la différenciation en mononucléaires et polynucléaires, il faut classer les éléments du sang en formes jeunes ou vigoureuses, ou, au contraire, en voie de dégénérescence.

Par des fixations et des colorations toujours identiques, on arrive à pouvoir comparer des sangs différents.

De plus, avec notre maître M. Achard, nous avons indiqué un procédé de mesure de la résistance leucocytaire.

Les variations leucocytaires sont si rapides que l'examen doit être pratiqué chaque jour.

Pendant l'évolution d'un abcès provoqué, on observe

tout d'abord une hyperleucocytose qui passe rapidement par un maximum pour diminuer bientôt.

En 4 ou 5 jours, le nombre total est revenu à la normale, et qu'il y ait ou non une augmentation du nombre relatif des lymphocytes, les formes dégénérées sont en nombre beaucoup moindre. C'est là le fait capital dans notre étude.

Nous pensons que c'est à cette rénovation leucocytaire qu'est due l'absence d'albuminurie.

Il n'y a plus d'infiltration leucocytaire du rein ; il n'y a plus dans l'urine de leucocytes en voie de dégénérescence, ni de cylindres leucocytaires pour produire de l'albuminurie; il n'y a plus dans le sang de leucocytes en voie de leucolyse.

En évitant la leucopathie on a empêché l'albuminurie.

M. Thiroloix a indiqué chez l'homme la diminution de l'albuminurie à la suite d'abcès de fixation (novembre 1907).

Après injection d'azotate d'urane au lapin, l'albumine apparaît en quantité notable dans l'urine.

MM. Rénon et Moncany (1) n'ont trouvé qu'un seul lapin qui n'ait pas présenté d'albumine : il avait été atteint d'une escarre à la suite d'une injection de chlorure de calcium. Les auteurs se demandent si cette escarre n'a pas joué le rôle d'abcès de fixation empêchant l'albuminurie, comme nous le prétendons.

Tous ces faits tendent à démontrer qu'il peut exister

---

(1) *Soc. médicale des hôpitaux*, 15 janvier 1909.

des albuminuries dues uniquement à la leucopathie.

C'est donc **l'examen du sang** qui devra nous fournir les véritables renseignements sur le cours de l'affection.

Dans notre rapport à l'Académie de médecine sur les eaux de Saint-Nectaire (1) *nous avons indiqué comment, par le pourcentage des formes leucocytaires,* il était possible parfois sans voir le malade, uniquement avec une lame de sang, de dire s'il venait d'avoir une forte décharge leucocytaire.

Après une abondante albuminurie leucocytaire, il ne reste que des éléments résistants et jeunes en nombre au-dessous de la normale : il y a légère hypoleucocytose, et souvent augmentation du nombre relatif des lymphocytes.

Nous communiquerons en détail nos résultats sur ce point quand nous aurons un nombre suffisant de cas pour lesquels nous aurons le nouvel élément de la résistance leucocytaire.

Mais déjà MM. Rénon et Moncany viennent appuyer de leurs conclusions ce mode d'exploration qui découle de nos expériences. La leucocytose, disent ces auteurs est un phénomène presque constant dans les néphrites aiguës ou chroniques ; elle accompagne l'albuminurie et souvent disparaît en même temps qu'elle.

* * *

Dans nos expériences nous avons vu le traitement

(1) Saison de 1907. Rapport du 31 mars 1908.

mercuriel agir quant au sang de la même façon qu'un abcès de fixation.

En dehors de son action sur le tréponème, le mercure rend service vraisemblablement, pour nous, par rénovation leucocytaire.

Le traitement mercuriel ramène des hyperleucocytoses au taux de 6.000.

N'y a-t-il pas là un point commun à toutes les grosses albuminuries, syphilitiques ou non?

Ne faudrait-il pas traiter par le mercure comme par un abcès de fixation ou un cautère toutes les « *néphrites parenchymateuses* » syphilitiques ou non? (avec la même prudence dans tous les cas).

L'examen du sang n'est-il pas le critérium de l'emploi du traitement mercuriel dans la syphilis ?

L'hypoleucocytose contre-indiquerait le traitement mercuriel. Nous l'avons vu échouer, et la mort survint chez deux syphilitiques au stade bien connu de ce qu'on appelle la néphrite secondaire.

Or nous possédons deux autopsies de deux autres cas de ce genre « d'albuminurie syphilitique ».

Il nous a été impossible d'y trouver un seul tréponème.

Les lésions sont les mêmes que pour ce qu'on appelle la néphrite scarlatineuse : cylindres leucocytaires, tubes obstrués et dilatés. Comme pathogénie ce ne sont pas des néphrites mais des néphroses. La leucopathie est l'intermédiaire entre la maladie et la localisation rénale.

Les albuminuries syphilitiques secondaires et scarlatineuses sont surtout pour nous des albuminuries leucopathiques. L'énorme œdème qui les accompagne vient cliniquement appuyer cette déduction de l'étude histologique, puisque cet œdème est dû vraisemblablement, comme nous le verrons, non à une néphrite mais à une leucopathie. L'œdème et l'albuminurie ne sont pas dus à une néphrite (tubulite) qui n'existe pas : ce sont ainsi que la néphrose des symptômes concomitants de la leucopathie.

Dans des cas de ce genre, le traitement mercuriel viendra comme toujours ajouter sa toxicité aux poisons déjà existants : il attaquera des leucocytes, il en détruira : il augmentera momentanément la leucopathie.

Le gros danger sera l'augmentation localisée ou généralisée de l'œdème. Dans tous les cas, théoriquement au moins, le traitement mercuriel rapprochera au début son malade de la mort. Ce n'est que secondairement par épuration et rénovation sanguine que l'amélioration surviendra.

En dehors de ces considérations sur l'action du mercure sur les leucocytes, faut-il admettre que même en cas d'hypoleucocytose on doive ordonner le traitement mercuriel dans l'albuminurie syphilitique pour atteindre le tréponème ?

Ce raisonnement est plausible, puisque même au cours de l'hypoleucocytose l'albuminurie peut persister à 5 ou 10 grammes par vingt-quatre heures avec élimination considérable de cylindres leucocytaires.

Il existe donc une source de poison qui continue à

intoxiquer les leucocytes à mesure qu'ils se forment. Cette source devrait être le tréponème.

Les deux cas de mort que nous avons signalés n'ont pas répondu à cette façon de voir.

Le traitement mercuriel n'aurait-il donc pas toujours une action aussi sérieuse qu'on le dit sur le tréponème?

Ou bien existerait-il en dehors de ce tréponème un état pathologique acquis devenant une cause d'auto-intoxication?

Autant de points d'interrogation bien difficiles à résoudre, vu la délicatesse qu'il faut apporter dans le traitement des cas sérieux.

De même que le traitement mercuriel, quoique admirable, n'est pas un spécifique de la syphilis puisqu'on peut le remplacer par d'autres toxiques, de même nous avons pu l'employer avec grand succès dans nombre de leucopathies non syphilitiques : des albuminuries leucopathiques en particulier.

C'est un des points du traitement des albuminuries par les eaux minérales arsenicales de Saint-Nectaire. La source du Rocher renferme même du mercure.

*
* *

Des déductions semblables sont à faire à propos du chlorure de sodium.

Le sel peut non seulement *manifester* l'œdème quand la cause existe (leucolyse tissulaire), mais il peut de plus, par leucopathie, *produire la cause elle-même*

comme nous le verrons : de l'albuminurie leucopa-
tique peut coexister, de même que toute autre manifestation leucopathique.

C'est là le danger réel bien connu maintenant pour
certains albuminuriques œdémateux.

Mais, de même que pour le traitement mercuriel, le
chlorure de sodium, après avoir aggravé momentanément la leucopathie, va provoquer une épuration avec
rénovation leucocytaire, si l'état général peut résister
au choc de début et réagir ensuite.

A côté de la cure de déchloruration nous arrivons donc
à la conception d'une **Cure de chloruration** pour certaines
leucopathies. Les eaux minérales chlorurées sodiques
sont là pour répondre des résultats cliniques.

Nous développerons plus tard cette question. Nous y
trouverons l'explication de ces aggravations réelles au
début du traitement : *l'amélioration n'est que* **secondaire et indirecte.**

*
* *

Comme conclusions de ces résultats expérimentaux
et de ces considérations pathologiques, nous dirons
d'abord :

1° Il peut exister des albuminuries purement leucopathiques sans cause rénale ;

2° C'est la leucopathie qu'il faut soigner. Les méthodes actuelles ne guérissent que parce qu'elles
s'adressent non pas au rein, mais à l'état général.

PASSAGE DES ALBUMINES A TRAVERS LE REIN

Si nous ne considérons que les albumines du plasma, nous avons dit qu'elles peuvent traverser les orifices pathologiques du glomérule.

Il est très facile de le démontrer par des alternatives d'arrêt et de reprise du courant sanguin intra-rénal : la main placée dans l'abdomen d'un chien, pince ou relâche successivement tantôt la veine, tantôt l'artère rénale.

Après quinze minutes environ, le rein débité en lames très minces est fixé au Lindsay. Les cavités glomérulaires sont remplies d'un exsudat albumineux que le réactif a coagulé.

C'est sur ce genre de faits que repose la conception de l'albuminurie due au rein flottant et à la lordose.

Il est donc bien établi que les albumines peuvent traverser un glomérule pathologique.

Mais quant aux tubuli, *nous nous élevons contre cette idée classique que la néphrite (tubulite) est une cause d'albuminurie.*

Nous avons vu déjà que la néphrite aiguë ne provoque pas d'afflux de leucocytes.

Nous allons démontrer que les albumines ne traversent pas les tubuli.

Pour arriver jusque dans la lumière des tubuli, l'albumine aurait à traverser :

1° Le capillaire ;

2° La basale ;

3° Le plasmode.

Cela semble au premier abord difficile pour un colloïde, surtout à cause de la membrane basale.

Nos expériences d'intoxication mercurielle montrent de plus qu'il peut n'y avoir pas trace d'albumine dans l'urine, alors que les tubuli entièrement déchiquetés ne laissent que quelques débris accolés irrégulièrement à la basale.

Le fait est vrai à plus forte raison quand le plasmode est peu lésé.

La conception de filtration d'albumine du plasma à travers la paroi des tubuli ne répond donc pas à la réalité.

*
* *

Nous venons d'établir *d'une façon mathématique, reposant sur des faits matériels indiscutables et très faciles à reproduire, que dans* des cas de **néphrite énorme il ne passe pas** trace d'albumine dans l'urine.

Ces expériences démontrent en même temps une **résistance plus grande dans certains cas du plasmode glomérulaire.**

Il est universellement **admis** cependant que la filtration d'albumine à travers les tubuli est un phénomène courant, et, pour expliquer une albuminurie, on s'arrête satisfait d'avoir trouvé à l'autopsie une néphrite (tubulite) même légère.

Il y avait de la vacuolisation du plasmode tubulaire : *c'est donc par là qu'a filtré l'albumine retrouvée dans l'urine.*

Albuminurie = néphrite (tubulite).

Quelques objections avaient été faites à cette manière de voir : nous reprendrons cette étude bibliographique dans des ouvrages ultérieurs. Mais les interprétations soutenues dans ces dernières années tendent à faire revenir directement ou indirectement à l'absolu de l'équation.

Or nous démontrons avec des faits matériels la réalité dans certains cas précis de **l'indépendance absolue de la néphrite (tubulite) et de l'albuminurie.**

⁎
⁎ ⁎

Nous avons dit que le glomérule atteint par une intoxication peut se laisser perforer et que par les orifices pourra passer de l'albumine du plama, ou du sang en nature avec ses globules rouges.

Avec les albumines normales du plasma ce passage glomérulaire est facile à mettre en évidence par des alternatives irrégulières de pincement et de relâchement de l'artère et de la veine rénale. En quelques minutes la cavité glomérulaire est remplie de liquide albumineux.

Albuminurie orthostatique.

C'est par ce processus que certains auteurs cherchent à expliquer l'albuminurie orthostatique en invoquant une lordose qui couderait le pédicule rénal.

Cette hypothèse ne nous paraît pas devoir répondre à tous les cas.

Nous avons pu observer deux albuminuries intermittentes.

Obs. I (Malade de M. Armand Delille). — Fillette de 9 ans. Albuminurie de 1 gramme par litre environ, le matin, aux premières heures de station debout. Vers 4 heures, traces à peine sensibles d'albumine.

Après une séance d'une heure de gymnastique suédoise, l'albumine était revenue au taux de 1 gr. 5o par litre.

L'urine de quatre heures était limpide, avec un sédiment insignifiant.

Après la séance de gymnastique l'urine est louche et donne par centrifugation un *sédiment volumineux renfermant des leucocytes en abondance* et quelques cylindres leucocytaires.

La fatigue de la gymnastique a créé une fatigue leucocytaire donnant lieu à une décharge leucocytaire. Cette observation semble donc répondre à une néphrexose : c'est une **albuminurie leucopathique**.

Obs. II (service de notre maître M. Marfan, salle Blache, Enfants-Malades). — Grande fille de 16 ans : apparence de bonne santé. Cuti-réaction à la tuberculine positive : pas de foyer tuberculeux manifeste.

Depuis deux mois, sans cause connue, albuminurie intermittente.

Régime fixe.

Cette albuminurie tient du type orthostatique en ce que l'albumine n'existe que dans les urines des premières heures de station debout : le maximum vers 11 heures. Mais fait capital, à partir de 4 heures, *l'albuminurie disparaît* malgré le maintien de la station debout. Il semble s'être fait une décharge d'albumine : à partir du lever le taux passait de 3 à 6 grammes et même 8 grammes par litre pour redescendre à o vers 5 heures du soir.

Ce qui nous a surtout frappé, c'est que le sédiment de leucocytes augmentait en même temps que la quantité d'albumine. Nous avions là encore une **manifestation leucopathique** : une néphrexose.

Non seulement l'albuminurie cessait vers 5 heures du soir, mais encore deux ou trois jours par semaine, à des intervalles irréguliers, la station debout ne produisait pas d'albuminurie même en fatiguant la malade, même en l'exposant au froid de décembre. Parfois deux jours, trois jours de suite, pas d'albuminurie ; puis le quatrième jour, décharge comme nous l'avons indiqué : albumine et leucocytes dans l'urine.

Nous avons pratiqué l'examen du sang, chaque matin vers 9 h. 3o, avant le lever.

Le nombre de leucocytes était soit élevé ou normal : 7.000, 8.000, 9.000, 9.700 ; soit très bas : 5.000, 4.700, 4.3oo, 4.000.

Nous avons trouvé un **parallélisme remarquable entre la production d'albuminurie et la quantité plus forte de leucocytes dans le sang**.

A partir de 5.000 leucocytes et au-dessous, par mil-

limètre cube de sang, pas d'albuminurie par la station
debout. A partir de 7.000 et au-dessus, albuminurie
avec sédiment leucocytaire.

Si bien que nous pouvions **dire d'avance, et à coup
sûr** : « Il y aura aujourd'hui de l'albumine dans l'urine
puisque le nombre des leucocytes du sang s'élève à
8.000. » Ou bien au contraire : « Notre malade pourra
se lever, se fatiguer, courir, rester au froid sans qu'il
apparaisse trace d'albumine dans l'urine, puisque ce
matin il n'y a dans le sang que 4.300 leucocytes par
millimètre cube. »

Il est certain que c'est à cause de notre idée précon-
çue, répondant à notre conception des albuminuries
leucopathiques, que nous avons pu faire ce rapprochement entre la diminution de l'albumine de l'urine et
des leucocytes du sang. Il n'en est pas moins vrai que
les résultats ont eu la netteté que nous venons d'indi-
quer, sans cause d'erreur possible : nous restions
auprès de notre malade une grande partie de la journée : sur une série de 9 jours consécutifs, il y eut
3 jours de décharge urinaire et 6 jours sans trace d'albumine dans l'urine.

Ces faits concordent avec ce que nous avons déjà
exposé au sujet de l'examen du sang dans les albuminuries leucopathiques, et que MM. Rénon et Moncany
confirment dans leurs études du sang au cours de
« *néphrites* ».

*
* *

Il est bien établi que l'albumine du plasma peut traverser un glomérule pathologique.

Au contraire, nos expériences citées plus haut produisent des tubulites énormes sans trace d'albumine dans l'urine,

Pour soutenir l'opinion classique, trouvera-t-on à nous opposer des **faits démontrant** la possibilité du passage de l'albumine à travers les tubuli ?

A ne considérer que les *albumines naturelles* du plasma, nous n'avons pu imaginer une expérience probante : nous nous serions hâté de la réaliser.

*
* *

Avec les *albumines hétérogènes* il semble au premier abord qu'il en est ainsi. Par une étude plus approfondie, **nous allons démontrer qu'il est impossible d'affirmer que l'albumine d'œuf et l'hémoglobine filtrent à travers les tubuli.**

Une telle façon de voir n'aurait pour s'appuyer que :

Des interprétations tendancieuses ;

Des corollaires de théorèmes non établis ;

Des démonstrations a posteriori d'hypothèses toutes gratuites ;

Des faits que nous pourrons retourner à notre avantage.

INJECTION DE BLANC D'ŒUF (1)

Le blanc d'œuf, battu avec des perles de verre et centrifugé énergiquement, peut être injecté dans les veines du lapin sans provoquer la moindre dyspnée. Une dose de 15 ou même 20 centimètres cubes d'ovalbumine pure centrifugée ne provoque aucune réaction de la part de l'animal.

Malgré cette facilité d'emploi de doses relativement énormes, le chien nous a paru être l'animal de choix.

Injections intra-veineuses.

L'injection intra-veineuse de blanc d'œuf centrifugé provoque très rapidement chez le chien de l'albuminurie : en vingt minutes comme chez le lapin, après fixation au liquide de Lindsay, quelques cavités glomérulaires sont remplies d'un liquide albumineux. Chez le lapin 2 centimètres cubes d'ovalbumine sont insuffisants pour laisser une trace colorable dans la cavité glomérulaire, d'autant plus qu'il se fait de la polyurie. Il faut de fortes doses chez le lapin : 10 à 20 centimètres cubes. A l'examen microscopique, quelques cavités gloméru-

(1) Voir la thèse de M. Chiray comme base d'étude de cette question (Paris, 1906).

laires seulement sont remplies de liquide albumineux.

C'est une lésion parcellaire comme les autres lésions rénales et non une simple filtration. Quand la dose d'ovalbumine atteint 15 centimètres cubes pour un lapin de 2 kilogrammes, il est fréquent de noter le passage non seulement d'albumine mais encore de globules rouges dans la cavité glomérulaire.

Avec des doses de 2 centimètres cubes on ne voit chez le lapin que la lésion des tubes ; la lésion glomérulaire passe inaperçue, c'est possible : mais du fait seul qu'on voit une vacuolisation des tubuli il est *impossible d'en conclure* que c'est par là que s'est fait le passage de l'albumine. Les lésions aiguës glomérulaires ne se voient pas au microscope ; on les déduit uniquement, en général, de l'observation de l'envahissement de la cavité glomérulaire ; il faut, pour les voir, un épanchement concentré : la polyurie peut s'y opposer.

Chez le chien la lésion glomérulaire est plus facile à constater : l'aspect est le même qu'après compression et relâchement alternatifs de la veine et de l'artère rénale.

A la suite d'injection intra-veineuse de blanc d'œuf, l'albuminurie rapide est due à la lésion glomérulaire : c'est ce qu'on voit en tant qu'albuminurie. On voit aussi des lésions des tubuli, mais après la relation de nos expériences il est impossible de dire que l'albumine a traversé ce plasmode *relativement peu vacuolisé.*

Nusbaum a montré d'ailleurs chez la grenouille que l'albumine passe au niveau du glomérule, puisque la ligature de l'artère rénale fait cesser l'albuminurie : les

tubuli continuent cependant à recevoir leur irrigation
particulière.

Injections sous-cutanées.

Chez le lapin l'albuminurie commence vingt-quatre
heures environ après l'injection sous-cutanée de blanc
d'œuf. L'autopsie ne montre rien de particulier : des
lésions presque identiques à celles qui suivent les
injections intra-veineuses.

Des injections sucessives ont montré à M. Chiray
qu'il se fait à la longue une infiltration leucocytaire autour des tubes fortement *altérés* : l'afflux leucocytaire serait **secondaire** à une lésion trop accentuée de
l'élément noble. Pour les classiques, cette infiltration
ne vient **qu'accessoirement** appuyer la théorie rénale.
*Pour nous, au contraire, à la suite d'injections sous-
cutanées de blanc d'œuf,* **c'est l'afflux leucocytaire qui
constitue l'élément primordial du processus albuminurique.**

Le blanc d'œuf étant un colloïde, son passage dans
la circulation ne peut se faire que très lentement ; les
leucocytes ne seront plus surpris comme par l'injection
intra-veineuse brutale : *l'action du blanc d'œuf va se
faire tout d'abord sur les leucocytes avant d'arriver au
rein.* On peut même se demander si le passage direct
du blanc d'œuf est possible au niveau de l'injection ;
seuls les leucocytes pourraient affluer et transporter
l'ovalbumine par diapédèse : ce serait alors une phase
leucocytaire pure.

L'albumine d'œuf étant un toxique va donc *créer tout d'abord une leucopathie. Il va s'ensuivre des leucoses et des leucexoses.*

Prenons un chien de 15 kilogrammes environ : répartissons sous sa peau, en des points différents, cinq à huit injections de 10 centimètres cubes chacune de blanc d'œuf.

En sacrifiant l'animal le lendemain, on constate au niveau de son rein **une des plus belles leucoses qui se puissent voir.** Les tubuli sont écartés les uns des autres par une infiltration leucocytaire énorme ; c'est à peine, par endroits, si l'on peut deviner le tissu rénal au milieu de cet amas ; d'autres points ne forment plus que de véritables gommes où l'élément noble a complètement disparu.

En diminuant les doses de blanc d'œuf et la durée d'action, il est facile de suivre, d'une façon précise, l'évolution du processus : c'est un afflux leucocytaire invraisemblable, sans cause rénale.

L'albuminurie consécutive à l'injection sous-cutanée de blanc d'œuf est une albuminurie leucopathique (1).

*
* *

Nous avons trouvé dans la thèse de M. Chiray plusieurs faits très intéressants *que nous rattachons à*

(1) Dans les injections veineuses ou sous-cutanées le second processus peut accessoirement venir compliquer le premier, mais nous ne nous occupons que de la pathogénie fondamentale pour chaque cas.

cette leucopathie : c'est tout d'abord l'ictère constaté chez un chien : ensuite l'œdème qui augmente le poids des lapins après chaque injection de blanc d'œuf. Nous avons vérifié cette dernière particularité si curieuse.

Mais surtout, dans les expériences si scrupuleusement relatées chaque jour, nous avons trouvé **une preuve de l'origine leucopathique** de l'albuminurie consécutive aux injections sous-cutanées de blanc d'œuf. *Chez plusieurs animaux, les injections sous-cutanées répétées à plusieurs jours d'intervalle sont suivies d'une albuminurie de moins en moins abondante.* Nous avons fait la même remarque.

C'est donc avec le blanc d'œuf le même résultat qu'avec le sublimé dans notre expérience fondamentale. En répétant tous les jours la même injection de sublimé on arrive en 5 à 8 jours à supprimer totalement l'albuminurie, malgré une néphrite énorme.

Débilité leucocytaire.

Mais alors, que devient l'appréciation, par l'albuminurie, de la **débilité rénale** *? Plus on poursuit les injections de toxique, plus le rein devient débile.*

Or, plus on poursuit les injections de toxique, plus l'albuminurie tend vers zéro.

L'albuminurie étant fonction, dans ces cas, d'autre chose que le rein, ne peut servir de mesure pour une valeur rénale.

Cette albuminurie par néphrose et néphrexose est

due à une leucopathie. L'injection sous-cutanée d'ovalbumine ne s'appliquera comme mesure, par son albuminurie, qu'à une valeur leucocytaire : elle dénotera la
fatigue, la fragilité des leucocytes : la **débilité leucocytaire**.

Il en est de même des autres albuminuries provoquées.

Les cas cliniques où l'albuminurie se produit, sont
précisément ceux où l'on note soit une manifestation
leucopathique dans un autre organe, soit de la fragilité
leucocytaire dans la circulation générale.

*
* *

Une nouvelle preuve en est encore fournie dans ce
fait qu'on s'étonne de ce que le rein semblait indemne
alors qu'il se fait de l'albuminurie par injection de blanc
d'œuf.

Or, pourquoi trouvait-on le rein indemne ? c'est parce
que la **perméabilité rénale** semblait normale, non diminuée, plutôt exagérée. Ce qu'on avait mesuré ce n'était
pas la perméabilité rénale seule mais l'**élimination urinaire** (1) provoquée d'une substance variable ; le bleu de
méthylène ou l'iodure de potassium. Nous avons montré
avec le ferro-cyanure de potassium que la part tissulaire
peut jouer le rôle le plus important dans l'élimination
d'un cristalloïde. En cas de leucopathie avec ou sans
albuminurie leucopathique, il se fait au point de l'injec-

(1) Contribution à l'étude des éliminations urinaires provoquées.
(*Soc. médicale des hôpitaux*, 8 juin 1906.)

tion un œdème leucopathique au lieu d'une barrière leucocytaire. Le cristalloïde acquiert alors une plus grande surface de diffusion, se répand plus vite dans la circulation et s'élimine plus rapidement par l'urine.

On a trouvé une élimination urinaire normale et même plus forte que la normale : ce fait est dû à l'œdème leucopathique local au point injecté.

Si chez le même sujet l'injection sous-cutanée d'oval-bumine est suivie d'albuminurie, c'est qu'il s'est fait une autre manifestation de la même leucopathie.

Ces deux faits concordent parfaitement au lieu de sembler en opposition.

La plus grande rapidité de l'élimination provoquée est l'équivalent de l'albuminurie provoquée, puisque ce sont les deux effets d'une même leucopathie qui avait augmenté la **perméabilité tissulaire** et la **débilité leucocytaire**.

HÉMOGLOBINE

Nous allons démontrer, comme pour les autres colloïdes, qu'il est impossible d'affirmer que l'hémoglobine peut passer à travers les tubuli.

Le point de départ de nos études sur ce sujet est

l'observation suivante que nous avons publiée avec notre maître M. Achard (1).

Hémoglobinurie paroxystique.

Il s'agit d'un cas typique.

Obs. — Carb..., âgé de quarante-six ans, camionneur, entre à l'hôpital Necker, salle Vernois, n° 15, le 26 décembre 1907.

On relève dans ses antécédents : la rougeole vers douze ans, une paralysie faciale survenue vers quinze ans, à la suite d'une peur qui aurait provoqué en même temps chez sa sœur la chorée ; cette paralysie se traduit encore par quelques légers signes : la bouche est un peu moins ouverte à droite ; quand le malade ouvre la bouche ou serre les dents, les plis de la face sont moins accusés à droite ; la fente palpébrale est un peu moins large à droite, comme s'il y avait un peu rétraction de ce côté.

Le malade a subi plusieurs accidents : blessure grave du genou pendant son service militaire, fracture de Dupuytren à la jambe gauche en 1876, entorse du coude qui a laissé une certaine gêne des mouvements de cette jointure, chute ayant déterminé une syncope et un coma de trois jours, avec blessure du front et suppuration assez prolongée, en 1891.

En 1896, le malade contracta la syphilis et fut traité à l'hôpital Saint-Louis pour un chancre induré. On doit sans

(1) *Société médicale des hôpitaux de Paris*, 7 février 1908.

doute imputer à cette syphilis l'inégalité pupillaire qu'il présente : la pupille droite est plus petite que la gauche ; des deux côtés le réflexe lumineux est lent et faible.

Ajoutons que le malade a perdu sa mère, âgée de 45 ans, et qu'il a encore son père âgé de 76 ans et bien portant.

Il a été marié, mais sa femme est morte de tuberculose; il a eu 6 enfants, dont 4 sont morts de méningite ; des deux petites filles survivantes l'une a des abcès tuberculeux.

Le début de la maladie remonte à octobre 1903. Le malade travaillait à perforer des rails sous un hangar exposé au froid et aux courants d'air, lorsqu'un matin il fut assez brusquement secoué par de violents frissons pendant un peu plus d'un quart d'heure. A midi, il déjeuna comme d'habitude. Mais vers deux heures de l'après-midi, ayant uriné, il remarqua que son urine était brune comme du vin de Madère. Les heures suivantes, l'urine redevint claire. Pendant six semaines, les mêmes symptômes se reproduisirent ; aussi le malade entra-t-il à l'hôpital Necker, où il séjourna quinze jours sans avoir d'accès. On fit vraisemblablement alors, d'après ce qu'il raconte, l'expérience d'Ehrlich sans qu'il se produisît d'hémoglobinurie.

Depuis cette époque, le malade, pendant l'été, n'éprouvait aucun trouble. Mais pendant l'hiver, il eut à plusieurs reprises des accès. Il travaillait dans une blanchisserie de Grenelle, au milieu d'une atmosphère surchauffée, et il avait soin le soir, en quittant son travail, de combattre le refroidissement par une marche rapide ; il portait aussi de gros chaussons et des sabots.

Un soir de décembre 1905, ayant été voir sa sœur, marchande d'huîtres à la porte d'un restaurant, il l'aida pen-

dant quelque temps dans son travail, au dehors, et porta
chez un client un plat d'huîtres, ce qui lui refroidit les
mains. En revenant il fut pris d'un malaise vague, suivi de
tremblement violent, et ce frisson persista bien qu'il se fût
enveloppé de couvertures et placé près d'un poêle. Les urines
qu'il rendit alors avaient la couleur du vin de Madère.

En 1907, ayant changé de profession, il fut repris, dès
les premiers froids de décembre, d'un autre accès d'hémoglobinurie à la suite duquel il entra à l'hôpital Necker.

Les accès surviennent toujours lorsque le malade est
exposé au froid et garde une immobilité relative ; il ressent
alors du froid aux mains et aux pieds. Puis apparaît un
violent frisson qui secoue tout le corps, avec malaise
général, sensation de grande faiblesse qui empêche la station debout, étourdissements, un peu de céphalalgie. Après
le frisson qui dure une demi-heure, le malade reste fatigué et encore quelque temps sous l'impression du froid.
Dans l'heure qui suit le frisson, l'urine a la couleur du vin
de Madère. Puis, deux ou trois heures plus tard, l'urine
redevient claire, mais elle renferme encore des nuages flo-
conneux et l'on y trouve un peu d'albumine qui disparaît
le lendemain ou les jours suivants.

Le malade a eu quelquefois deux ou trois accès dans une
même journée.

En dehors des accès, l'état général est bon, à part une
certaine pâleur. La digestion se fait bien, on ne relève
rien au cœur, ni aux poumons.

Il y a quelques stigmates d'alcoolisme, un léger tremblement des doigts et de la langue, mais point de pituites mati-
nales ni de cauchemars nocturnes.

Les réflexes rotuliens sont légèrement augmentés.

En dehors des crises, l'épreuve de Landsteiner et Donath donne un résultat positif : le sérum du malade, additionné d'hématies de sujet sain, refroidi à o° pendant une demi-heure, puis porté à l'étuve à 37°, en produit l'hémolyse, déjà au bout de vingt minutes.

Le 26 *janvier* 1908, pour provoquer un accès, on applique au-dessus du coude droit une ligature modérément serrée, n'empêchant pas de sentir les battements de la radiale, et l'on fait plonger la main et l'avant-bras dans de l'eau maintenue à $+ 5°$ C. avec de la glace, pendant quinze minutes. De temps en temps, lorsque la sensation de froid devenait trop pénible, le malade sortait un instant le membre hors de l'eau. C'est, en somme, l'expérience d'Ehrlich amplifiée, en refroidissant, au lieu d'un doigt seulement, la main et l'avant-bras.

5 h. 15. — Début de l'immersion dans l'eau froide.

5 h. 25. — Le malade ressent une douleur vague dans la région lombaire et dans la partie supérieure des cuisses.

5 h. 28. — La douleur s'est accentuée : elle est devenue nettement lombaire et très pénible.

5 h. 3o. — On suspend l'action de l'eau froide.

Le malade se recouche vers 6 heures et, aussitôt couché, il est pris d'un frisson très violent qui le secoue tout entier.

Ce frisson dure vingt minutes.

Le calme revient rapidement. La douleur lombaire disparaît dans les heures qui suivent.

Urines. — 1° Avant l'action du froid, *pas de trace d'albumine.*

2° Après l'action du froid, au moment où le malade se couche, à 6 h. 15, c'est-à-dire trente-cinq minutes après la cessation du froid, il émet 70 centimètres cubes d'urine presque incolore, comme d'ordinaire, mais dans laquelle on trouve :

a) Notable quantité de « mucus » ;

b) Cylindres granuleux ;

c) Cylindres de leucocytes mononucléaires ;

d) *Albumine* très nettement : o gr. 3o p. 1000 ;

e) Leucocytes.

3° A 8 heures, c'est-à-dire deux heures et demie après la cessation de l'action du froid, le malade rend 215 centimètres cubes d'urine de couleur rouge brun, teinte malaga, dans laquelle on trouve :

a) Grande quantité de « mucus » ;

b) Cylindres granuleux ;

c) Cylindres de leucocytes mononucléaires ;

d) Quelques globules rouges après longue centrifugation.

e) Leucocytes isolés ;

f) Spermatozoïdes ;

g) Albumine 1 gr. 5o par litre.

4° Dans la nuit, de 8 heures du soir à midi, on recueille 1.3oo centimètres cubes d'urine presque incolore, renfermant :

a) « Mucus » ;

b) Cylindres granuleux ;

c) Cylindres de leucocytes mononucléaires ;

d) Leucocytes;

e) Albumine o. gr. 10 par 1000 environ.

Sang. — Une prise de sang dans une veine du pli du coude a été faite au bras gauche, vingt minutes avant l'immersion de l'autre membre dans l'eau froide. Puis, un quart d'heure après le début de l'immersion, c'est-à-dire aussitôt après la cessation de l'action du froid, une seconde prise a été faite dans une veine du pli du coude sur le membre qui avait été refroidi Ces prises de sang ont servi à faire des recherches comparatives sur le sérum, le caillot et les éléments figurés du sang.

Caillot. — Coagulation très rapide avant et après le refroidissement.

Dans les deux cas, au bout de deux heures, rétraction assez grande pour qu'on puisse juger de l'état du sérum.

Au bout de dix-huit heures, le caillot est nettement rétracté, même celui recueilli après l'action du froid.

Au bout de quarante-huit heures, le caillot recueilli avant l'action du froid reste le même, mais le caillot recueilli après l'action du froid est entièrement redissous.

Sérum (avec 20 centimètres cubes de sang). — Avant l'action du froid : presque incolore ; légèrement opalescent.

Après l'action du froid : franchement rouge groseille dès le début de l'exsudation.

Dosage d'albumine du sérum :

Avant le froid : 84 p. 1000.

Après le froid : 102 p. 1000.

Éléments figurés. — *Hématoblastes ou Plaquettes* : En très grande quantité (coloration par le réactif de Giemsa).

Globules rouges et blancs. Numération.

Avant le froid :

    Globules rouges 4.700.000
    Globules blancs 6.400

Après le froid :

    Globules rouges 4.300.000
    Globules blancs 3.000

Pourcentage des globules blancs.

Avant le froid :

    Polynucléaires 56
    Lymphocytes et mononucléaires. 35
    Eosinophiles (1) 9

Après le froid :

    Polynucléaires. 30
    Lymphocytes et mononucléaires. 70
    Eosinophiles 0

Résistance des globules rouges déplasmatisés.

Avant le froid :

    Début d'hémolyse. 0, 44
    Hémolyse intense 0, 40
    Hémolyse totale 0, 34

Après le froid :

    Début d'hémolyse. 0, 50
    Hémolyse intense 0, 42
    Hémolyse totale 0, 38

(1) L'éosinophilie est signalée dans deux observations récentes de Choroschilow.

Résistance des globules blancs.

Avant l'action du froid, l'examen sur lames du sang traité par la solution de chlorure de sodium et d'urée montre que les polynucléaires ont disparu. Sur les lames de sang non traitées par l'urée, on voit des polynucléaires qui sont, les uns normaux, les autres altérés, étalés et dont le noyau est plus ou moins déployé. Certains mononucléaires sont aussi étalés et leur noyau se colore mal.

Après l'action du froid, le sang traité par la solution d'urée ne renferme plus de polynucléaires reconnaissables, on aperçoit seulement quelques vestiges plus ou moins teintés qui se rapportent peut-être à des débris de ces éléments. Les mononucléaires sont, en grand nombre, très altérés. Les lymphocytes, qui forment la majorité des leucocytes reconnaissables, présentent souvent un noyau vacuolisé. Sur les lames de sang non traitées par l'urée, on reconnaît des polynucléaires, mais peu nombreux, et beaucoup d'entre eux ne figurent en quelque sorte que des ombres, sous forme de taches à peine teintées.

Activité des globules blancs. — Avant l'action du froid les globules blancs, mis en présence d'une fine suspension d'encre de Chine, englobent un grand nombre de grains, que l'on trouve dans les polynucléaires. 80 p. 100 de ces polynucléaires en sont chargés.

Après l'action du froid, cette activité a beaucoup diminué; on ne trouve plus qu'un très petit nombre de grains dans les polynucléaires, et la plupart de ces éléments en sont tout à fait dépourvus : 40 p. 100 seulement en renferment.

Il s'agit, en somme, d'un cas bien typique d'hémoglobinurie paroxystique dite essentielle. La syphilis, fréquemment notée dans l'étiologie de cette affection, figure dans les antécédents de notre malade. Les accès surviennent constamment à l'occasion du froid. Ils débutent par un violent frisson, un malaise général et entraînent l'hémoglobinurie.

Il convient de noter, chez notre malade, la douleur lombaire qu'il ressent dès le début, la présence d'albumine dans l'urine, précédant et suivant celle de l'hémoglobine, enfin la présence dans cette urine, pendant l'accès, de leucocytes et de cylindres granuleux leucocytaires. Il y a là un ensemble de faits qui montrent l'atteinte du rein au cours de l'accès.

L'état du sang est également typique. La coagulation se fait bien, mais [le sérum, au moins dans le membre refroidi, est laqué dès qu'il exsude et le caillot se redissout.

Quant aux éléments figurés du sang, ils nous présentent deux particularités qui nous paraissent |devoir être relevées.

Résistance des globules rouges. — Dans une communication récente, MM. Widal, Abrami et Brûlé signalent, dans l'hémoglobinurie paroxystique, une résistance normale des hématies déplasmatisés ou non, en dehors de l'accès et même à son début. Ici, la résistance était normale avant l'accès ; puis, dans le membre refroidi, elle avait diminué nettement, mais dans des proportions modérées.

Résistance des globules blancs. — Sans insister sur

les détails de la technique, rappelons qu'elle consiste à recueillir quelques gouttes de sang dans une solution équimoléculaire de chlorure de sodium et d'urée, additionnée 2 p. 1000 d'oxalate de potasse et congelant à 0° 60. L'urée altère plus ou moins les globules blancs suivant qu'ils sont plus ou moins fragiles. Le plus souvent, les lymphocytes restent à peu près intacts. Les mononucléaires sont seulement un peu étalés et leur noyau un peu vacuolisé. Quant aux polynucléaires, ils présentent une série d'altérations dont on peut distinguer quatre types, la résistance la plus forte (n° 4) correspondant à un état à peu près normal avec une simple tendance au déploiement du noyau, et la plus faible (n° 1) caractérisée par une dissolution presque complète de l'élément dont le protoplasma n'est plus reconnaissable et dont le noyau est réduit à des vestiges informes, éclatés, à peine teintés.

On peut en conclure que les globules blancs, chez ce malade, étaient affectés, en dehors des accès, d'une fragilité très grande et que, lors de la crise, ils ont subi, dans la partie refroidie, une destruction considérable.

Ajoutons que l'activité des polynucléaires, évaluée d'après leur aptitude à englober les grains de charbon d'une fine suspension d'encre de Chine, était normale avant l'accès, c'est là un fait fréquent : dans nombre d'états morbides, on voit la fragilité leucocytaire coïncider avec une activité plus forte. Mais sous l'influence du froid, cette activité est devenue extrêmement faible, en même temps que la résistance tombait aussi à presque rien, ce qui vient encore corroborer l'idée d'une destruction leucocytaire.

En somme, dans ce cas, la fragilité des leucocytes contraste avec la résistance des hématies : le refroidissement n'a que bien légèrement diminué la résistance des globules rouges et, au contraire, considérablement amoindri la résistance déjà faible des leucocytes. *Outre l'hémolyse, phénomène facile à constater à l'œil nu, il y a lieu de tenir compte de la leucolyse, dont la mise en évidence est plus délicate. Cette leucolyse paraît l'avoir emporté sur l'hémolyse et vraisemblablement l'a précédée.*

*
* *

De ce fait de pathologie humaine, on peut rapprocher ceux que fournit la pathologie expérimentale : dans des intoxications hémolytiques, produites par la toluylène diamine, le sublimé et le sérum d'anguille, nous avons observé une diminution notable de la résistance leucocytaire.

*
* *

Les mêmes toxiques peuvent produire de l'hématurie et de l'hémoglobinurie. Tout ce qu'on peut dire c'est qu'il peut y avoir en même temps de la fragilisation globulaire et de l'hémoglobinurie : mais dans tous ces cas **l'hémoglobinurie existe dans l'immense majorité des cas sans qu'il y ait hémoglobinhémie** : il y a seulement fragilisation des hématies sans hémolyse plasmatique.

Le *sérum* est rouge mais non pas le *plasma* : il n'y a donc pas possibilité d'invoquer une transsudation quelconque à travers les tubuli puisqu'il n'y a pas hémoglobinhémie.

* * *

Injections d'hémoglobine.

En injectant une solution d'hémoglobine dans la veine d'un chien on est sûr de l'hémoglobinhémie : si alors l'animal a de l'hémoglobinurie, n'est-ce donc pas simplement par filtration de l'hémoglobine plasmatique à travers le rein ? C'est une conclusion au premier abord qui semble s'imposer. Nous allons voir que la question est plus complexe.

L'hémoglobine **pure** ne passe pas.

Les expérimentateurs qui jusqu'à présent se sont occupés de cette question ont injecté dans la circulation des liquides rouges d'hémoglobine, le produit de laquage de globules rouges, ou du suc de muscle.

Ces liquides renferment à côté de l'hémoglobine des sucs toxiques qui font des hémorragies rénales.

On peut obtenir de l'urine rouge en injectant dans la circulation du suc de muscle rouge, mais aussi avec du suc **blanc de leucocytes** et avec du suc de **muscle blanc de lapin.**

En exagérant, pour nous faire mieux comprendre,

du sérum **blanc** *de congre fait à ce point de vue le même effet que ce sérum* **rouge** laqué. Ce n'est pas le rouge injecté qui vient colorer l'urine.

Injections de suc de muscle rouge.

Avec notre maître M. Achard nous avons repris les expériences avec lesquelles MM. Jean Camus et Pagniez cherchent à différencier l'hémoglobine musculaire et l'hémoglobine sanguine.

Nous avons donc injecté du suc de muscle de chien et du suc de globules rouges de chien à d'autres chiens.

Les doses de suc de muscle, qui pour MM. Camus et Pagniez provoquent l'hémoglobinurie ont donné chaque fois une hématurie rénale très nette.

Les lésions rénales sont identiques à celles que nous obtiendrons avec le suc leucocytaire. Grosse néphrite des tubuli, hémorragies interstitielles et glomérulaires.

Dans la lumière des tubes se voient par places des cylindres granuleux renfermant des hématies plus ou moins altérées.

L'urine recueillie dans la vessie renferme à la fois des globules rouges, des stromas globulaires et de l'hémoglobine dissoute.

La sonde à demeure ne nous semble pas devoir être incriminée dans nos expériences comme cause d'hémorragie vésicale pouvant donner lieu à une fausse interprétation. La teinte rouge de l'urine apparaissait

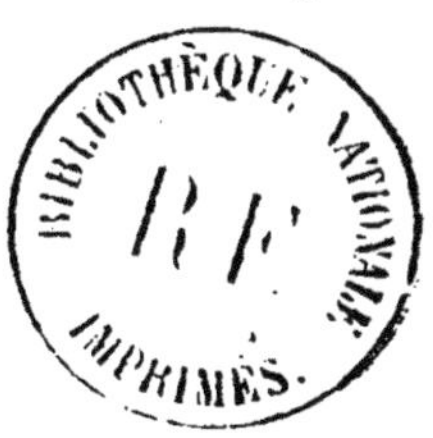

toujours dans des limites de temps analogues. Peu importe d'ailleurs puisqu'on retrouve toujours l'hémorragie glomérulaire et tubulaire sur ces chiens sacrifiés soit par piqûre du bulbe soit par saignée de la fémorale.

Le suc des muscles de chien renferme donc des lysines capables de léser très fortement les reins d'animaux de même espèce.

Injections de suc de globules rouges.

Quand on injecte dans la veine d'un chien le produit de l'hémolyse de quelques centimètres cubes de sang, ce n'est pas seulement de l'hémoglobine qui va intervenir. Le liquide est très rouge, mais si théoriquement, on pouvait lui enlever toute l'hémoglobine, on lui aurait laissé encore une part de nocivité.

L'hémolyse met en effet en liberté des stromas dont les lipoïdes sont doués de propriétés hémolytiques si longuement étudiées dans ces derniers temps.

M. Lefmann a montré que l'injection au lapin, du produit du laquage de globules de chien détermine une chute de la pression artérielle et la mort.

Si par centrifugation les stromas sont éliminés, le suc filtré ne renfermant que l'hémoglobine et les sels des globules de chien, l'injection est inoffensive pour le lapin.

Au contraire, l'injection des stromas purifiés reproduit le même effet toxique que le produit total de laquage. Ce sont les lipoïdes des stromas qui forment la substance nocive.

D'autre part, Claude Bernard avait indiqué que l'injection du sérum d'un animal à un animal de même espèce produit un abaissement de la pression artérielle et de la polypnée.

M. Lefmann a montré que cette toxicité est due au moins en partie aux sels de potassium qu'abandonnent les globules pendant la coagulation.

En somme, dans ces expériences de Lefmann, c'est l'hémoglobine qui attire l'attention au premier abord, mais ce n'est pas elle qui agit : ce sont les produits du laquage des globules, en particulier les lipoïdes et les sels de potassium : il en est d'autres.

*
* *

MM. Alilaire et Panisset ont appliqué aux hématies de porc la méthode d'extraction de Vaughan.

Ces hématies fournissent une fraction soluble dans l'alcool absolu qui est très toxique et une partie insoluble trois fois moins active.

La fraction soluble détermine une intoxication intra péritonéale au cobaye. Le lapin se montre moins sensible que le cobaye aux poisons des hématies du porc.

*
* *

Toutes ces expériences ne considèrent que les injections du produit de laquage de globules d'une espèce animale à des animaux d'espèce différente.

M. Lefmann a vu de plus que les lipoïdes des globules rouges peuvent être toxiques pour un animal de même espèce et pour l'animal même qui les a fournis.

Ces effets toxiques viennent aggraver les accidents survenant au cours de l'hémolyse in vivo : les sels de potassium mis en liberté viennent ajouter leur action.

*
* *

Avec notre maître M. Achard, nous avons cherché dans le rein l'action nocive du suc de globules rouges.

M. Jean Camus indique dans sa thèse que si la quantité de globules rouges de chien réinjectés au même chien après laquage est de 1,4 (en centimètres cubes) par kilogramme d'animal, l'hémoglobine du plasma passe dans l'urine.

Dans nos expériences le suc des globules rouges était ramené à l'isotonie.

Les animaux ont été sacrifiés 9 ou 11 minutes après l'injection correspondant à des doses de 1 cm. c., 7 de sang environ par kilogramme.

L'examen microscopique montre des lésions rénales, hémorragies interstitielles et glomérulaires, forte néphrite tubulaire.

Les globules rouges passés dans la cavité glomérulaire ou tubulaire sont en état d'hémolyse plus ou moins accentuée.

Ces lésions sont identiques à celles que nous obtiendrons plus loin avec du suc leucocytaire : le résultat est le même que celui de l'injection de suc de muscle rouge.

* *
*

Dans les chapitres précédents nous avons vu que les injections de suc leucocytaire, de suc de muscle, de suc d'hématies, produisent des actions identiques sur le rein :

Grosse néphrite tubulaire ;

Hémorragies interstitielles ;

Hémorragies glomérulaires.

Quand on n'examine que l'urine on constate la transparence de sa teinte rouge.

Il semble au premier abord que c'est l'hémoglobine injectée qui a filtré au niveau du rein.

* *
*

Pour aborder l'étude de l'hémoglobinurie il faut tout d'abord bien s'entendre sur les mots.

Ici, sous le même nom se trouvent réunis un fait et deux interprétations.

Le fait est la **définition** même de l'hémoglobinurie : l'urine centrifugée est colorée en rouge plus ou moins franc par l'hémoglobine qui donne ses raies caractéristiques au spectroscope.

Le mot hémoglobinurie comporte de plus couramment deux interprétations *différentes.*

1° Des globules rouges fragilisés ont mis en liberté

de l'hémoglobine dans le plasma (hémoglobinhémie) et cette hémoglobine a filtré à travers le rein.

2° Ou bien il s'est fait un passage de globules rouges dans l'urine (hématurie) : pour des causes à approfondir il y a eu consécutivement hémolyse urinaire et mise en liberté d'hémoglobine dans l'urine.

Nous décomposerons donc notre étude en deux parties.

1° Hémoglobinurie par filtration rénale ;

2° Hémoglobinurie par hémolyse urinaire.

Commençons par la seconde.

Hémoglobinurie par hémolyse urinaire.

Quand on centrifuge une urine *hématurique* immédiatement après l'émission, il est exceptionnel de n'avoir pas au moins une teinte rosée.

Le plus souvent le liquide présente une teinte foncée, tandis que le culot renferme des hématies plus ou moins bien conservées. Au sens absolu du mot, il y a à la fois hémoglobinurie et hématurie, mais en clinique le culot des globules rouges et de stromas fait dire *hématurie*.

Van Roosen n'admettait, pour expliquer l'hémoglobinurie, que l'hémolyse vésicale des globules rouges d'une hématurie : l'agent hémolytique était constitué par des oxalates.

MM. Jean Camus et Pagniez ont fait une longue étude de la question. L'acidité de l'urine et son hypotonicité sont pour ces auteurs les principaux facteurs de l'hémolyse : ils admettent aussi quelquefois la présence dans l'urine de véritables hémolysines.

La possibilité d'hémoglobinurie par hémolyse urinaire est donc incontestable.

La preuve la plus curieuse en est fournie par la transformation d'une hémoglubinurie en hématurie par l'absorption de chlorure de sodium qui détruit l'osmonocivité de l'urine.

*
* *

L'expérience d'Ehrlich eut une influence énorme pour orienter les idées du côté de l'hémoglobinhémie comme cause de l'hémoglobinurie.

Chez des sujets présentant de l'hémoglobinurie paroxystique, Ehrlich montre que, en dehors des accès, le sang retiré d'un doigt lié et refroidi donne un sérum rouge.

Il y aurait donc hémoglobinhémie et filtration à travers les tubuli.

On remarquera cependant que bien souvent le *sérum* au cours des crises n'était pas laqué.

Il faudrait donc que l'hémoglobinhémie fût insuffisante pour teinter le sérum, mais capable cependant de donner lieu à une filtration rénale.

Il ne faut pas confondre d'ailleurs *sérum* et *plasma*.

M. Hayem a montré la facilité de redissolution du caillot dans le sérum. Tel malade ayant un sérum rouge peut très bien avoir un plasma incolore, c'est ce qui a lieu dans l'immense majorité des cas.

Il faut donc centrifuger très rapidement le sang, ou bien le recevoir dans un liquide citraté.

Il est exceptionnel de trouver le *plasma* coloré.

L'hémoglobinhémie ne peut donc être invoquée que très rarement pour expliquer l'hémoglobinurie par *l'hypothèse* de filtration rénale.

Inversement, l'hémoglobinhémie peut exister sans hémoglobinurie expérimentale, les auteurs indiquent tous que ce n'est *qu'à partir d'une certaine dose*, injectée, que l'hémoglobine passe dans l'urine.

Mais tout d'abord injecter du suc de globules rouges, ce n'est pas injecter de l'hémoglobine.

L'hémoglobine pure cristallisée ne passe pas même à des doses beaucoup plus élevées.

Nous avons vu que dans les expériences de Lefmann ce qui agit comme toxique ce n'est pas l'hémoglobine, mais les lipoïdes du stroma et les sels de potassium : il faut y ajouter les poisons de Vaughan et probablement d'autres encore inconnus.

PLANCHE III

Hémoglobinurie.

Hémorragie glomérulaire produite chez le chien, en quelques minutes, par l'injection intra-veineuse de suc de muscle de chien.

Même lésion avec du suc de globules rouges, du suc de leucocytes, du suc de muscle blanc.

Ces hémorragies sont *constantes* : il y a lieu d'en tenir compte avant d'affirmer le passage à travers le rein d'une hémoglobine quelle qu'elle soit.

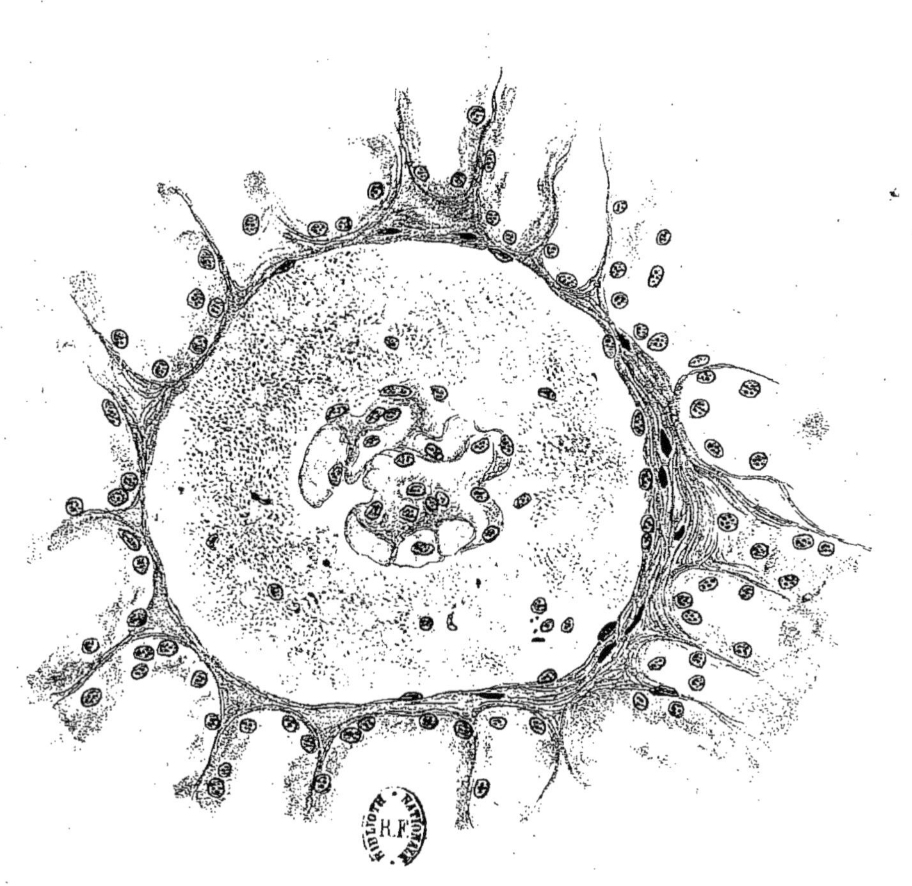

G. Steinheil, éditeur.

Dans nos expériences résumées plus haut, l'injection de suc de muscle et de suc de globules rouges devrait réaliser la filtration rénale.

Or, que voit-on en remontant au rein ? une hématurie glomérulaire avec hémolyse plus ou moins accentuée.

Quant à la filtration rénale, si elle existe en même temps, rien ne la démontre tandis que l'hématurie est évidente.

Dans nos expériences *qui devraient mettre en évidence une filtration rénale* d'hémoglobine, ce que nous voyons, c'est une hématurie avec hémolyse, c'est une **hémoglobinurie par hémolyse urinaire.**

Ces faits viennent en parallèle avec les hypothèses de *pathogénie rénale* de MM. Hayem et Robin.

Pour M. Hayem, au moment où éclatent, sous l'influence du froid, les violentes perturbations vaso-motrices qui se traduisent par le resserrement des artères périphériques, le sang se porte en abondance dans les organes internes, notamment dans le parenchyme rénal. La fluxion du rein se juge alors, tantôt par une simple poussée d'albuminurie, tantôt par une décharge d'hémoglobine dissoute, et il est vraisemblable que cette variabilité dans la solution de la crise dépende du degré plus ou moins marqué de l'altération du sang.

Pour M. Robin aussi, il existe pour expliquer l'hémoglobinurie une forte congestion rénale, mais il faut en même temps une modification de la nutrition rendant les globules rouges plus fragiles.

Dans ces deux hypothèses **rénales** on peut donc expliquer l'hémoglobinurie de la façon suivante :

L'hémoglobine ne quitte les hématies qu'au niveau du rein : elle passe ensuite par filtration.

Ce serait encore une hémoglobinurie *par filtration rénale.*

Mackensie avais émis l'hypothèse d'une destruction des globules pressés mécaniquement dans les glomérules.

Nos expériences montrent bien une congestion considérable du rein mais dont l'aboutissant est une chute de globules rouges dans la cavité glomérulaire.

C'est bien une hémoglobinurie d'origine **rénale**, mais par *hémolyse urinaire* puisque les voies urinaires commencent à la cavité glomérulaire.

*
* *

Mais dira-t-on, il y a néphrite en même temps qu'hémoglobinurie.

Nos expériences concordent avec ces constatations d'anatomie pathologique.

Ce serait donc cette vacuolisation du protoplasma qui permettrait à l'hémoglobine de passer à travers le plasmode des tubuli ?

En admettant que le plasmode des tubes soit complètement déchiqueté et vidé, il faudrait encore, pour arriver dans l'urine, que l'hémoglobine traverse une paroi de capillaire et la basale.

Or, l'hémoglobine se comporte comme les albumines du sérum et nous avons vu que rien ne démontre la filtration d'albumine à travers les tubuli.

La filtration d'hémoglobine à travers les tubuli ne nous paraît donc pas possible, *même en cas de grosse néphrite.*

*
* *

Mais bien plus, les auteurs qui insistent sur les lésions rénales de l'hémoglobinurie les considèrent non comme la cause du phénomène, mais comme l'effet du passage de l'hémoglobine à travers les tubuli primitivement sains.

Tout d'abord on pourrait dire que l'hémoglobine **pure** de chien ne passe pas à travers le rein. Nous avons injecté à des chiens des doses quatre fois plus fortes que celles renfermées dans les solutions de suc de globules rouges : **le plasma était franchement coloré : il n'y a pas eu d'hémoglobinurie.** De plus il est une objection énorme à faire à la théorie de la filtration rénale.

D'où viennent les globules rouges et les stromas qu'on retrouve dans l'urine.

Il n'y a rien à retenir de la remarque de M. Jean Camus attirant l'attention sur une hémorragie vésicale provoquée par une sonde à demeure.

En effet, en remontant au tubuli on retrouve les hématies dans l'urine.

Dans les cas cliniques d'hémoglobinurie paroxystique, on a fréquemment noté des globules rouges et des stromas dans l'urine.

Nos chiens en présentaient nettement ; le malade dont nous avons rapporté l'observation avait dans son urine des cylindres leucocytaires, des globules rouges intacts, et des paquets éosinophiles de stromas.

Ces stromas globulaires **sont tellement abondants parfois, que les auteurs ont admis une anurie par obstruction des tubuli**, non seulement par les cellules rénales éclatées mais encore par *des déchets*, par **des débris de globules rouges**.

Il est impossible de supposer que ces globules aient pu passer à travers un plasmode tubulaire sain, ou même vacuolisé compatible avec la vie.

Ces débris d'hématies ne peuvent être que le résidu d'une hémorragie glomérulaire en état d'*hémolyse urinaire* plus ou moins avancée.

*
* *

Dans une note à la société de biologie, le 13 mars 1909, nous exposions avec M. Achard la constance d'hémorragies glomérulaires à la suite d'injections intra-veineuses de sucs de muscle rouge et de sucs de globules rouges.

En réponse à cette note, MM. Camus et Pagniez ont conclu, d'après leurs recherches (*Société de biologie*, 22 mai 1909), qu'ils devaient soutenir leur même opinion : que c'était bien de l'hémoglobinurie par hémoglobinhémie et passage à travers le rein de l'hémoglobine injectée : qu'il n'y avait pas dans l'urine de stromas globulaires.

Avec M. Achard, nous avons repris les expériences

de ces auteurs. Il semblait y avoir une différence dans les techniques.

Dans notre procédé, le muscle, lavé préalablement par injection artérielle, était haché, puis réduit en pâte homogène avec du sable fin : le tout était délayé dans de l'eau distillée et abandonné à la glacière pendant vingt-quatre heures.

Après expression et centrifugation longue et énergique, nous obtenions un suc légèrement opalescent qui était enfin ramené à l'isotonie par addition de chlorure de sodium.

Nous avons donc modifié l'extraction de suc musculaire en divisant le muscle seulement aux ciseaux : les fragments étaient abandonnés dans de l'eau distillée vingt-quatre heures à la glacière. Le suc filtré ou centrifugé était limpide : on le ramenait à l'isotonie.

Or, sur cinq chiens (1), en opérant rigoureusement comme MM. Camus et Pagniez, nous avons toujours trouvé des hémorragies glomérulaires.

Il faut chercher les glomérules atteints : la lésion est parcellaire : quelques-uns seulement renferment encore une forte quantité de globules rouges en partie hémo-lysés dans la cavité glomérulaire : dans d'autres glo-mérules, il ne reste que quelques hématies.

. Le processus hémorragique est rendu évident à pre-mière vue par de nombreuses et abondantes hémorra-gies interstitielles.

(1) L'animal était sacrifié par saignée de la fémorale au moment où apparaissait une teinte rouge de l'urine : 10 à 20 minutes après l'in-jection.

Le début d'hémolyse des hématies passées dans la cavité glomérulaire se reconnaît très bien, surtout si on les compare à des hématies toutes voisines restées dans l'intérieur du plasmode glomérulaire. Il ne nous a pas été possible de retrouver un seul globule rouge dans la lumière des tubuli : leurs débris se confondaient avec les granulations protoplasmiques provenant de la vacuolisation du plasmode des tubuli.

Si comme dans nos premières expériences, il ne reste pas de globules rouges dans les tubes, c'est une simple affaire de quantité. Notre suc plus concentré provoquait des hémorragies plus abondantes : avec le muscle coupé aux ciseaux, nous sommes à la limite de l'expérience : il n'y a plus de phase anurique, mais il faut bien peu de sang pour donner une teinte rose à 40 ou 60 centimètres cubes d'urine.

Il n'y a pas de dosage à faire intervenir : avec du muscle pilé, nous avons retrouvé dans un cas 20 fois plus d'hémoglobine que nous n'en avions injecté dans le sang.

Avec le muscle coupé aux ciseaux, la quantité d'hémoglobine retrouvée semble plus faible que celle qui a été injectée. C'est que les hémorragies glomérulaires sont légères, réduites au minimum.

En tout cas, **quel que soit le procédé d'extraction du suc de muscle rouge, nous avons toujours retrouvé des hémorragies glomérulaires** : il faut en tenir compte avant de concevoir une hémoglobine musculaire spéciale pouvant traverser plus facilement le rein.

Tel est **le fait** en dehors des hypothèses.

*
* *

Une expérience pourrait nous être objectée : en injectant du suc de muscle rouge directement dans l'artère rénale, on pourrait peut-être retrouver dans l'urine de l'hémoglobine injectée. Cela est possible, car le suc musculaire aurait pu léser le glomérule et laisser passer de l'hémoglobine comme il advenait pour les injections intra-veineuses de blanc d'œuf traversant le glomérule.

Cette remarque n'attaque en rien nos conclusions car de même que nous admettons que le processus de glomérulite peut compliquer secondairement celui de néphrose, et inversement, de même nous ne pouvons pas nier que de l'hémoglobine répartie dans le plasma doit passer avec une albuminurie glomérulaire ou une hématurie. Mais cette quantité ne représente qu'une infime partie du volume de plasma qui a traversé, et ce volume est toujours minime. *L'hémoglobine qui traverse ainsi le glomérule ne peut teinter l'urine puisqu'elle ne colorait pas le plasma.* Avec de l'hémoglobine pure, le plasma rouge ne laissait rien filtrer de rouge dans l'urine.

Dans toutes nos injections de sucs de muscle et de globules rouges, le plasma était incolore.

Le rouge de l'urine n'était pas en 15 minutes le rouge injecté.

Rien dans ses expériences ne peut démontrer le passage de l'hémoglobine à travers le rein normal : il y a toujours des hématuries avec hémolyse dans l'urine.

*
* *

Il reste à expliquer pourquoi se produit l'hémolyse des hématies passées dans l'urine au niveau du glomérule.

MM. Jean Camus et Pagniez ont considéré surtout le rôle pathogénique de l'hypotonicité et de l'acidité de l'urine, de l'acide hippurique.

M. Pagniez, dans sa thèse, insiste sur le fait curieux suivant :

Une dose relativement faible d'acide hippurique produit le laquage de globules de lapin.

Avec une quantité plus forte, les globules sont encore détruits et presque instantanément, mais le liquide, au lieu de conserver sa coloration rose, prend un teinte jaunâtre enfumée, et au spectroscope les deux raies de l'oxyhémoglobine n'apparaissent plus, pas plus d'ailleurs que le spectre de la méthémoglobine.

L'acide hippurique a donc transformé complètement l'hémoglobine mise en liberté.

La teinte jaunâtre est absolument analogue à celle que présentent quelquefois des urines attirant l'attention par leur coloration et dans lesquelles le spectroscope ne révèle pas la présence d'oxyhémoglobine.

Aussi pour comparer entre elles différentes urines, MM. J. Camus et Pagniez ont employé le dosage du fer qui reste comme témoin d'une destruction antérieure d'hémoglobine dans l'urine.

Ces auteurs montrent enfin qu'il doit exister parfois une véritable hémolysine.

Il ne semble pas que ce soit l'alexine normale qui passe dans les urines.

Nous avons vu depuis, avec M. Achard, que les urines rosées de nos chiens n'étaient pas hémolytiques in vitro et qu'elles ne reproduisaient pas l'expérience de Donath et Landsteiner après refroidissement à 0° pendant 3o minutes d'un mélange d'urine ramenée à l'isotonie et de globules rouges du chien en expérience, et de chiens normaux.

Une urine, qui a été hémolytique à un certain moment de l'excrétion peut donc ne plus avoir cette propriété au moment de l'émission.

M. Pagniez a fait cette remarque. Déjà, dans sa théorie rénale, M. Lépine admettait que les globules tombés dans la cavité glomérulaire, peuvent se trouver baignés par une urine qui vient de filtrer du glomérule un degré très faible de concentration.

Plus loin après passage dans les tubuli cette hypotonicité a disparu et l'urine a perdu sa propriété hémolysante qui n'aurait été que de l'osmonocivité.

Si l'alexine normale passait dans l'urine, on pourrait supposer qu'elle a épuisé son action sur un certain nombre de globules, les autres restant intacts : il interviendrait un second facteur inconnu.

Mais quand il semble bien que l'urine renferme vraiment une hémolysine, le chauffage à 56° ne lui enlève pas ses propriétés : or, l'alexine serait détruite.

L'hémolysine *thermostabile* ne serait-elle pas en rapport avec la présence de lipoïdes de l'urine ?

Avec ce qu'on sait du rôle des lipoïdes dans l'hémo-

lyse, il vient à l'esprit que les produits de la dégénérescence protéo-lipoïdique des leucocytes peuvent par-
ticiper à une action hémolysante de l'urine.

Nous avons donc recherché les propriétés hémolysantes sur des hématies humaines diverses, d'urines
de malades présentant le type clinique de ce qu'on
appelle « la néphrite parenchymateuse chronique » et
qui avaient tous dans l'urine des leucocytes et des
cylindres leucocytaires en dégénérescence protéo-lypoï-
dique.

Sur sept cas nous avons constaté cinq fois une hémolyse très nette après une heure à l'étuve à 37°.

Dans le septième cas il n'y avait pas eu trace d'hémolyse même en deux heures, *et c'est pourtant chez
ce malade qu'il y avait dans l'urine la plus grande
quantité de leucocytes et de cylindres en état de dégénérescence protéo-lipoïdique plus ou moins accentuée.*

Manquait-il là quelque substance adjuvante des
lipoïdes ou bien y avait-il une action empêchante quelconque ? la quantité d'albumine dissoute était de
8 grammes par litre.

Toutes ces urines étaient neutres ou presque neutres au papier de tournesol : malgré la tendance aux
œdèmes, elles étaient franchement hypertoniques.

Les globules rouges déplasmatisés étaient ajoutés au
mélange suivant :

Urine neutralisée, 1 centimètre cube ;

Solution de chlorure de sodium à 7/1000, 4 centimètres cubes.

Deux urines du même genre ne produisant pas l'hémolyse ont provoqué le phénomène de Donath et Landsteiner, c'est-à-dire l'hémolyse à 37° après passage à 0° pendant trente minutes.

Nous avons cherché dans le sang de cinq albuminuriques si les globules blancs ne présentaient pas une dégénérescence protéo-lipoïdique analogue à celle qui est si manifeste dans l'urine par gonflement dû à l'hydration (œdème élémentaire).

Et de même que nous avions pensé à rapprocher dans l'urine, lipoïde et propriété hémolytique, nous nous sommes demandé si le sérum de ces sujets ne renferme pas d'hémolysines spéciales.

Le sérum d'homme normal hémolyse les globules de lapin, mais après chauffage à 56° pendant un quart d'heure, l'alexine a disparu et l'hémolyse ne se fait plus : à l'état normal l'hémolysine de l'homme pour les globules de lapin est thermolabile.

Chez trois malades présentant le type clinique de ce qu'on appelle la néphrite parenchymateuse chronique nous avons trouvé dans le *sérum* une hémolysine thermostabile.

Le sérum avait été chauffé à 58° pendant trente minutes, puis dilué de moitié avec de l'eau physiologique à 10 p. 1000.

Des globules de lapin déplasmatisés furent dilués dans ce mélange et le tout placé à l'étuve à 37°.

En quelques minutes il se forma chaque fois un long filament rouge s'étalant tout d'une pièce sur la paroi inférieure du tube incliné.

Après une heure d'étuve à 37° l'hémolyse était très franche.

Le sérum de ces albuminuriques renfermait donc *une agglutinine* et une *hémolysine* **thermostabiles**.

Nous voyons donc que, dans des cas cliniques répondant à ce qu'on appelle « néphrite épithéliale », on peut retrouver des phénomènes identiques à ceux qui semblent caractériser « l'hémoglubinurie paroxystique ».

Tous ces faits montrent que dans ces cas pathologiques on peut constater en même temps des propriétés globulicides particulières et une dégénérescence protéo-lipoïdique de leucocytes.

Nous n'en déduisons pas que l'hémolyse est due uniquement à la lécitine ou à un lipoïde quelconque ; mais le rapprochement que nous avons fait laisse supposer qu'il peut y avoir une relation entre ces hémolysines particulières et une dégénérescence leucocytaire.

Chez notre malade présentant des crises d'hémoglobinurie paroxystique nous avons vu avec M. Achard que la fragilité des leucocytes contraste avec la résistance des hématies ; le refroidissement n'a que bien légèrement diminué la résistance des globules rouges et au contraire considérablement amoindri la résistance déjà faible des leucocytes.

Outre l'hémolyse, phénomène facile à constater à l'œil nu, il y a lieu de tenir compte de la leucolyse dont la mise en évidence est plus délicate ; cette leucolyse paraît dans notre observation l'avoir emporté sur l'hémolyse et vraisemblablement l'a précédée. En tout cas l'hémolyse ne s'était pas faite dans la circulation générale.

*
* *

En faveur du passage de l'hémoglobine à travers les tubuli il reste un argument en apparence capital; c'est le suivant. Chez un malade mort à la suite d'une crise d'hémoglobinurie paroxystique, MM. Dieulafoy et Widal ont vu que le plasmode des tubuli était bourré d'un pigment ferrugineux se transformant en bleu de Prusse par le ferrocyanure de potassium en solution acidulée. M. Brault a insisté sur ce caractère qui est le témoin de la présence antérieure d'hémoglobine dans la paroi même des tubuli.

Mais du fait que l'on constate la présence d'une substance quelconque dans le plasmode rénal, on ne peut conclure, ni que la solution a traversé le plasmode, ni que ce plasmode l'a sécrétée.

Exemple : depuis quelques années nous cherchons à montrer l'importance du **rôle du leucocyte dans l'élimination urinaire**. Nous sommes partis du triton et de la salamandre pour arriver au cobaye ou au chien.

Les leucocytes viendraient se décharger de leur excès de tonicité au contact des tubuli et de l'urine hypotonique sortant du glomérule. Nous apporterons bientôt plusieurs arguments en faveur de cette conception : surtout au point de vue du Δ parfois si élevé de certaines urines.

Au cours de nos recherches une expérience nous avait semblé très concluante. Après injections souscutanées de ferrocyanure de potassium, il est possible de trouver dans le rein des leucocytes surchargés de ce produit : un réactif ferrique les colore en bleu intense tandis que les régions avoisinantes, l'urine en particulier, sont teintées en bleu pâle.

D'autre part, au point d'injection il existe des leucocytes semblables. Il semble donc que ce sont ces leucocytes qui après avoir charrié le ferrocyanure se sont portés vers les tubuli et vers l'urine.

Mais nous avons pensé que nous n'aurions rien à répondre à cette objection, que les leucocytes se sont chargés du ferrocyanure déjà passé dans l'urine ou le plasma, de même qu'un noyau se teinte fortement dans une solution très pâle de couleur basique.

Il en est de même pour l'hémoglobine. La *lumière* des tubes livrant passage à une solution d'hémoglobine, le plasmode tubulaire s'en imbibe, d'autant plus qu'il existe en même temps une vacualisation plus ou moins accentuée du protoplasma. L'imbibition s'est faite de dedans en dehors et non de dehors en dedans.

Expérimentalement, avec M. Achard, nous avons fait remonter par l'uretère des solutions d'hémoglobine pure ou plus simplement du sang laqué.

L'uretère est lié sous pression et l'animal sacrifié au bout de 6 à 12 jours.

Jusqu'à présent nous n'avons obtenu par le ferrocyanure qu'une teinte bleue trop pâle encore pour en être satisfaits, mais certaine et déjà probante. Il semble que la solution d'hémoglobine doive être très concentrée pour donner postérieurement une teinte foncée de bleu de Prusse : nous reprenons actuellement ces expériences.

A la suite des injections intra-veineuses de sucs de muscle ou de globules rouges, nous n'avons jamais retrouvé de fer dans la paroi des tubuli, même avec des survies de 4, 8, 12 et 16 jours.

*
* *

Nous pouvons donc dire en résumé :

1° **Nos expériences fondamentales prouvent que l'albumine du plasma ne traverse pas des tubuli déchiquetés au maximum.**

2° **Aucun fait n'est venu démontrer la possibilité du passage des albumines à travers la paroi des tubuli.**

TISSU CELLULAIRE

ŒDÈME

Injectons une solution de sublimé au millième dans le tissu cellulaire sous-cutané d'un chien : huit centimètres cubes par exemple pour un chien de 16 kilogrammes. Nous savons qu'il se fait de l'albuminurie.

Au point injecté on trouve après vingt-quatre heures, une grosse tuméfaction molle : c'est de l'œdème typique.

Après fixation au liquide de Lindsay on peut étudier au microscope la constitution du tissu œdématié.

Il y a toujours de la vaso-dilatation : quelques globules rouges sont répandus dans les mailles dilatées du tissu conjonctif : mais ce qui frappe surtout, c'est la présence d'une quantité considérable de leucocytes.

Dissocions sur lame un fragment de la masse molle œdémateuse. Par examen direct, il est facile de reconnaître que ces leucocytes ne présentent pas un aspect normal : la plupart sont tuméfiés : leurs contours sont flous : le protoplasma déchiqueté laisse essaimer les granulations : bien souvent il ne reste que des vestiges de noyaux.

Ces constatations sont plus faciles encore à l'aide d'une coloration vitale : le brillant de crésylblaü par exemple. (Technique de l'examen des cylindres.)

Les leucocytes sont accourus au point de l'injection : les plus faibles d'entre eux sont tués par le poison et dégénèrent sur place. Aux dépens des leucocytes éclatés et dégénérés, il s'est formé comme **résidu dissous** de leucolyse des produits albuminoïdes qui ne sont pas identiques aux albumines du plasma : ces produits albuminoïdes absorbent, *pour évoluer*, du chlorure de sodium et de l'eau : d'où rétention de chlorure et œdème.

MM. J. Teissier et Hugounencq ont démontré que des albumines pathologiques peuvent produire une rétention de chlorure et d'eau. Nous n'avons pas à refaire ces démonstrations : elles font l'objet de l'excellente thèse de René Pigache (1).

Pour ces auteurs, ce sont des albumines pathologiques qui se forment dans la circulation et qui diffusent ensuite dans le tissu cellulaire.

Nous ne pensons pas que ces albumines spéciales

(1) Pigache (René), Thèse de Lyon, 1905.

puissent être plus dialysables que les albumines du plasma. Mais nos constatations histologiques nous les montrent se formant *sur place*, aux dépens des leucocytes qui sont venus par diapédèse.

C'est la leucolyse qui crée l'œdème par appel de chlorure et d'eau.

Nous avons vu précédemment une **preuve matérielle** de la possibilité de cette pathogénie. Les cylindres urinaires dits « granulo-graisseux » sont constitués par des parcelles cellulaires *en dégénérescence proteo-lipoïdique* : on voit un seul leucocyte produire une énorme grappe de ces vésicules bi-réfringentes : c'est **là l'œdème élémentaire.**

On comprend que l'appel d'eau puisse continuer quand ces masses bi-réfringentes ont éclaté : nous n'avons pu encore en mettre en évidence de semblables dans le tissu cellulaire.

En tenant compte du point de départ très minime et du volume de la sphère définitive ($1/6 \pi D^3$) on comprend qu'une faible quantité de leucocytes en dégénérescence puisse produire une masse œdémateuse considérable : trente mille fois *au moins* le volume primitif des particules en dégénérescence proteo-lipoïdique.

Nous en sommes arrivés ainsi à la conception d'un **œdème leucocytaire.**

*
* *

Si nous faisons tous les jours au même animal une injection de sublimé identique en des points différents, on constate dès le troisième jour, au point injecté, une masse œdémateuse franchement moins volumineuse. Vers le sixième jour, la réaction locale due à l'injection de la veille, donne une masse beaucoup moins volumineuse encore, mais de consistance plus ferme.

A partir du dixième jour, chaque injection, laisse place à un véritable **nodule** ferme.

Sur une coupe on trouve bien de la vaso-dilatation, mais les leucocytes ont conservé leur apparence normale ; il s'est fait une sorte de gomme sans éclatement leucocytaire.

En déterminant chaque jour la formule et la résistance leucocytaires, on a assisté à une véritable rénovation leucocytaire. C'est aux dépens des leucocytes plus fragiles que se formait l'œdème. En même temps que *leucocytaires* ces œdèmes peuvent donc être considérés comme **leucopathiques**. On conçoit leur formation plus facile dans des cas bien nets de leucopathies. La localisation pourra être alors commandée par la simple déclivité, là où des leucocytes *déjà fatigués* ont plus de difficulté à rentrer dans une circulation insuffisamment active.

*
* *

Une autre expérience vient nous confirmer dans cette conception d'**œdèmes leucopathiques**.

MM. Charrin et Gamaleia produisaient des œdèmes énormes de l'oreille du lapin en vernissant la face interne avec de l'huile de croton : ils empêchaient cet

œdème par injection subcontinue de toxine pyocya-
nique dont le rôle devait être de paralyser le centre
de la vaso-dilatation qui est seule considérée classique-
ment comme cause d'œdème par transsudation.

Dans l'œdème ainsi produit la quantité de leucocytes
est considérable : on y trouve bien aussi quelques globules rouges avec un fin réticulum de fibrine. Est-ce
donc uniquement une transsudation ?

Si l'on prépare le lapin par des abcès de fixation,
l'œdème est empêché : il y a cependant de la vaso-dilatation, mais l'éclatement leucocytaire n'existant plus,
l'*œdème leucocytaire* ne se produit pas.

Cette expérience exige deux séries de trois ou quatre
lapins, chacune : l'huile de croton a une action tellement puissante qu'il faut l'employer diluée au dixième
dans de l'huile ordinaire. Il faut de plus que les lapins
préparés aient franchement suppuré, ce qui est assez
difficile : nous y sommes parvenus en faisant à chacun
trois sétons térébenthinés traversant parallèlement toute
la largeur du dos. Nous avons renouvelé aussi dans ce
but des injections sous-cutanées d'urine humaine sep-
tique ; nous y étions arrivé par hasard : ces suppura-
tions sont faciles et, au moment de la cicatrisation le
résultat général de la réaction locale est le même
qu'avec les sétons térébenthinés qui ne fonctionnent
pas toujours à souhait.

Malgré la dilution au dixième, l'huile de croton peut
provoquer une ébauche d'œdème. Le résultat est très
net cependant si l'on fait comparativement deux séries
de lapins : les uns normaux, les autres préparés.

Chez les lapins préparés, l'oreille reste dressée, à peine épaissie.

Chez les autres, au contraire, l'oreille est énorme, épaisse, pesante, la pointe dirigée en bas.

*
* *

Un fait du même genre a déjà été signalé. Une culture de streptocoques injectée dans le tissu de l'oreille du lapin produit un œdème local.

L'œdème ne se produit plus si le lapin a été vacciné pour le streptocoque. Il existe cependant de la vaso-dilatation.

Nous n'avons pas renouvelé cette expérience.

Dans des recherches en cours, nous essayons, comme action empêchante d'œdème, les différents produits qui passent pour paralyser le leucocyte.

*
* *

Il en est de même chez l'homme. Par des injections sous-cutanées d'un centimètre cube d'une solution de sublimé à 1 p. 2000, on a, suivant les sujets, au point de l'injection, un léger œdème très mou ou un nodule ferme. Par l'examen des globules blancs du sang, il est possible de prévoir que dans douze ou quinze heures on aura de l'œdème, si les leucocytes en voie de dégénérescence y sont particulièrement nombreux.

Pour éliminer toute cause d'erreur dépendant des

variations de diffusion dues à l'état local lui-même, nous avons employé l'huile au calomel et l'huile grise diluées.

Chez des sujets normaux, ces injections dans le tissu cellulaire sous-cutané produisent rapidement entre douze et vingt-quatre heures un **nodule ferme**. A l'état pathologique, quand il existe en circulation un plus grand nombre de leucocytes à résistance diminuée, on constate au contraire une **plaque molle** d'œdème. Au cours du traitement mercuriel antisyphilitique les nodules ne se produisent qu'après deux ou trois semaines de traitement. Serait-ce là le *signal d'arrêt* du traitement mercuriel?

Mais tout cristalloïde peut avoir de pareils effets si l'on augmente suffisamment le degré de concentration de sa solution. C'est ainsi que nous nous sommes servi, surtout au début de nos recherches, de solutions de ferrocyanure de potassium. Nous employons maintenant des solutions de chlorure de sodium : nous avons là une preuve de la nocivité par hypertonicité des solutions de chlorure de sodium à 10 p. 100.

En opérant aseptiquement, il est possible d'ordinaire de prévoir par l'examen du sang si l'injection de cette même solution de chlorure de sodium va provoquer localement un nodule ferme ou de l'œdème.

L'appréciation à la palpation de ces différences de consistance se fait le plus souvent sans la moindre difficulté. L'état graisseux local peut non seulement gêner la palpation mais aussi la réaction elle-même.

Nous faisons des injections de 2 centimètres cubes

d'une solution renfermant p. 100 d'eau distillée, 8 ou 10 grammes de chlorure de sodium et 25 centigrammes de chlorhydrate de cocaïne.

La piqûre sera faite sur la face antéro-externe de la cuisse.

Cette **épreuve du nodule** est frappante dans l'érysipèle ou dans toute pyrexie. Dans les premiers jours de fièvre il se fait de l'œdème : quand la guérison est survenue, on a un nodule.

Dans la période intermédiaire, il peut se faire un petit *abcès aseptique* s'entourant d'une coque dure qui persistera plus longtemps que le nodule du sujet complètement rétabli.

Un résultat qui semble paradoxal, c'est que, au cours de grosses **albuminuries leucocytaires**, il peut se produire un nodule ferme : la résistance leucocytaire est au moins normale. C'est que l'albuminurie a produit par elle-même une rénovation leucocytaire qui est manifeste dans la circulation générale. Il faut donc un déversement incessant et progressif de toxines pour que le flux leucocytaire continue vers les voies urinaires quand le rein n'est pas primum movens. *Un cautère n'a plus alors aucune utilité. Un traitement mercuriel doit être nocif*, au point de vue leucopathique : jusqu'à plus ample informé, on le tentera cependant avec prudence dans les cas de syphilis, espérant atteindre la source de poison, le tréponème.

Nous trouvons ainsi dans le leucocyte l'intermédiaire pathogénique entre l'*œdème* et le *pus* : à la base de chacun se trouve une dégénérescence leucocytaire.

Si la cause de localisation d'œdème et la leucopathie dure quelque temps, du tissu fibreux va se former surtout aux dépens des leucocytes, et l'on a ainsi *l'explication pathogénique de ces syndromes, œdème, infiltration leucocytaire, adipose et sclérose si fréquents, aux membres inférieurs, par exemple.*

PHÉNOMÈNE D'ARTHUS

Quand on cherche à reproduire le **Phénomène d'Arthus**, on constate dans l'œdème local un afflux leucocytaire identique à celui de tout œdème toxique local. Dans le *phénomène du nodule* obtenu par des injections de sublimé au chien, nous étions arrivé à une sorte d'immunité leucocytaire.

Avec des injections répétées de sérum, il semble que ce soit le contraire. Le phénomène d'Arthus nous paraît la conséquence d'une **fragilisation leucocytaire** : c'est sur le leucocyte que porterait le phénomène ana- phylactique. Y aurait-il de plus, une facilité plus grande pour les leucocytes à se porter au lieu d'injection, soit qu'ils aient acquis une agilité plus grande : soit que pour un appel égal ils puissent accourir en plus grand nombre ? *Agilité et vigilance leucocytaires accrues* ? Ce qui nous semble le plus intéressant, c'est d'opposer l'anatomo-pathologie du phénomène du nodule à celle du phénomène d'Arthus. Pour nous, le point capital du phé- **nomène d'Arthus réside dans la pathogénie leucopathique de son œdème.**

LEUCOSES. — LEUCEXOSES OU EXOLEUCOSES
FIBROSES LEUCOPATHIQUES

FOIE

Avec une technique identique à celle qui nous a servi pour le rein, nous pouvons étudier les manifestations leucopathiques des autres organes précités.

Chez tel ou tel animal, le flux leucocytaire se fera presque uniquement dans l'un de ces organes ; dans d'autres expériences, au contraire, la même autopsie montre que plusieurs ou la plupart des organes se trouvent intéressés.

Nous n'avons pas encore cherché à préciser *pourquoi* le flux leucocytaire se fera d'un côté plutôt que d'un autre. Il nous suffit pour le moment d'exposer les faits que nous avons constatés.

Au foie, les voies biliaires servent fréquemment de canal évacuateur. Après une trentaine de minutes et même moins, ou bien plus lentement, en un jour ou deux, en renouvelant les faibles doses toxiques, on trouve à l'autopsie, les canaux biliaires entourés de manchons irréguliers de leucocytes : jusqu'à présent nous n'y avons trouvé que des *lymphocytes*.

C'est une *leucose* des voies biliaires : une **angiocholose**.

L'épithélium des voies biliaires est resté intact, admirablement fixé par le liquide de Lindsay.

Entre les cellules épithéliales on voit se glisser les lymphocytes ; dans la lumière un grand nombre y sont déjà tombés en même temps que des globules rouges.

C'est de l'**angiocholexose** ou **exo-angiocholose**.

A travers l'épithélium de la vésicule biliaire on peut noter un processus identique.

On assiste alors à la formation, dans toutes ces cavités, d'une sorte de **boue biliaire** que nous avons trouvée concrétée parfois en petites granulations : le même processus peut donc aboutir à une ébauche de **lithiase biliaire.**

*
* *

Si la même intoxication est renouvelée chaque jour pendant une ou deux semaines, l'organisation fibreuse

---

PLANCHE IV

Énorme **fibrose leucopathique** péri-biliaire obtenue en douze jours chez le lapin par injection sous-cutanée quotidienne de cantharidine.

En même temps il existe :

1° de l'**angiocholose** (infiltration leucopathique péri-biliaire) ;

2° de l'**angiocholexose** (catarrhe leucopathique des voies biliaires).

L'épithélium biliaire, bien fixé par le liquide de Lindsay, est absolument intact. **Les cellules hépatiques sont normales.**

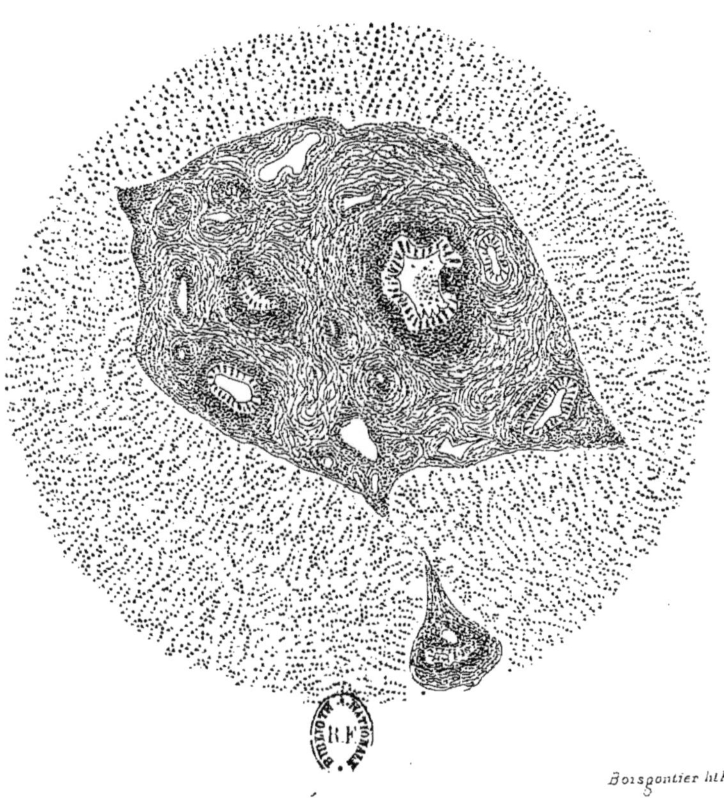

Boisgontier lith

est très rapide, et en neuf ou onze jours il est possible d'arriver à des **fibroses péri-biliaires** considérables.

Au foie les fibroses péri-vasculaires sont possibles comme au rein, mais ici elles sont beaucoup plus difficiles à réaliser : elles demandent des intoxications plus légères et plus longues.

*
* *

Par places, de fins canalicules biliaires ont été complètement obstrués par cette accumulation de lymphocytes. L'écoulement de bile trouvant un **barrage** il se fait un reflux dans la circulation.

C'est un ictère qui n'a nullement pour cause une affection primitive des voies biliaires : *l'épithélium est absolument intact.* Le **bouchon muqueux** des classiques s'est formé par angiocholexose. **C'est un ictère par rétention d'origine leucopathique.**

ICTÈRE

Avec la toluylènediamine il est facile de reproduire le même processus leucopathique. On doit à M. Lapicque et à son élève Vast (1) une étude très complète de l'action de ce toxique : il se fait de l'ictère en quelques heures ; nous reprendrons l'étude bibliographique de cette question.

L'ictère peut être défini actuellement par la présence exagérée de pigments biliaires dans le sang. Il y a ictère, quand la réaction de MM. Gilbert et Herscher donne un disque bleuté avec le sérum.

De très longues discussions ont cherché à établir l'origine *hépatogène* ou *hématogène* de cet ictère.

Théorie hépatogène.

Le toxique détruit un grand nombre de globules rouges ; il y a donc une **source** plus grande d'hémoglobine à détruire : c'est le foie qui transforme cette hémoglobine en bilirubine. Mais la quantité de bile est telle qu'il se fait un engorgement, un **barrage** *momentané* des voies biliaires fines, amenant le reflux de bilirubine dans le sang.

Hépatogène veut dire uniquement que c'est le foie seul qui est l'agent de transformation de l'hémoglobine en bilirubine.

(1) Vast, Thèse de la Faculté de Médecine. Paris.

Dans le cas présent il faut de plus deux autres conditions :

1° Surproduction d'hémoglobine à transformer ;

2° Engorgement (barrage) secondaire.

C'est un *ictère hépatogène par* **hyperbiligénie et engorgement biliaire.**

Le mot **hépatogène** a été pris aussi avec le sens suivant : sans aucune surproduction d'hémoglobine à transformer il se fait *primitivement* une obstruction intra-hépatique des voies biliaires, qui fait refluer dans le sang la quantité normale de bile *produite par les cellules hépatiques.*

C'est un ictère hépatogène **par barrage biliaire primitif.**

Théorie hématogène.

Les globules détruits dans la circulation mettent en liberté de l'hémoglobine qui est transformée en bilirubine dans le sang lui-même en dehors de toute intervention de foie : *voilà le sens absolu du mot hématogène.*

On a complété cette conception en disant que le rôle de l'élément noble du foie est d'absorber la bilirubine toute formée dans la circulation, et de la déverser dans les voies biliaires.

L'ictère peut alors être dû : soit à ce que la surproduction de bilirubine dans le sang est telle que les cellules hépatiques *suffisantes normalement* ne peuvent répondre à l'excès de leur besogne de triage ; soit à ce que malgré un triage assez rapide il s'est fait un barrage des fins canaux biliaires empêchant l'écoulement dans les grosses voies de la quantité normale de bile, soit que, enfin, l'*insuffisance* de la cellule hépatique empêche le triage et le déversement dans les canaux excréteurs d'une quantité *normale* de bile formée dans le sang.

Dans le premier cas c'est un *ictère hématogène* par **hyperbiligénie**.

Dans le second cas, c'est un *ictère hématogène* par **barrage biliaire primitif**.

Dans le troisième cas, l'*ictère hématogène* sera la conséquence d'une **insuffisance biliaire** de la cellule hépatique.

En rappelant que les mots *hépatogène* et *hématogène* veulent dire **uniquement** que la production chimique de la bilirubine s'est faite dans le foie ou dans le sang, nous pouvons dresser la classification suivante :

Ictères hépatogènes	par hyperbiligénie et engorgement biliaire.
	par barrage biliaire primitif.

Ictères hématogènes	par hyperbiligénie.
	par barrage biliaire primitif.
	par insuffisance hépatique.

Un ictère hépatogène sera donc toujours un ictère avec barrage biliaire.

S'il n'existe aucun barrage biliaire, il s'agit forcément

d'une origine extra-hépatique (hématogène ou splénogène par exemple).

Bien souvent, plusieurs causes concourent à la formation d'un ictère. (Ictères mixtes.)

*
* *

Ictères hémolytiques.

Cette classification nous a semblé indispensable pour aborder l'étude des ictères hémolytiques.

Après les recherches de MM. Vaquez et Ribierre, les travaux récents de MM. Chauffard et Fiessinger d'une part, Widal, Abrami et Brulé d'autre part, sont venus montrer, qu'au cours de certains ictères, les globules rouges du sujet sont hémolysés plus facilement qu'à l'état normal par des solutions hypotoniques de chlorure de sodium.

Ictère hémolytique veut dire **uniquement,** *que chez le malade considéré, les globules rouges sont plus fragiles que chez un sujet normal.*

Il y a donc une **source** plus abondante d'hémoglobine à transformer en bilirubine.

Comment serons-nous autorisés à dire si cet ictère hémolytique est **hépatogène** ou **hématogène** ?

En reprenant les expériences bien décrites par Vast, en injectant à des chiens de la toluylènediamine, on constate une atteinte manifeste des globules rouges qui sont rendus plus fragiles.

L'ictère se produit en quelques heures.

C'est donc par définition un ictère hémolytique.

La fragilisation peut être le seul phénomène à constater du côté des globules rouges : l'ictère peut se produire sans que le plasma renferme de l'hémoglobine en liberté. *C'est là déjà, un point capital contre l'origine hématogène.*

L'autopsie de l'animal sacrifié va donner au niveau du foie des renseignements importants. Ce qui n'avait pas été noté jusqu'à présent, c'est que le toxique agit en même temps sur les leucocytes, créant une leucopathie. Il en est résulté une angiocholose avec angiocholexose, d'où formation d'un barrage biliaire.

Cet ictère hémolytique est en même temps un ictère leucopathique.

Les nouveaux procédés de recherches ont donc mis en évidence deux conditions pathogéniques de l'ictère dû à la toluylènediamine.

Une condition de **source**.

Une condition de **barrage**.

Quant à choisir entre les deux origines, hépatogène ou hématogène, il est *impossible* de se prononcer. Ce qu'on peut dire cependant c'est que tout plaide contre la théorie hématogène :

1º Pas d'hémoglobine libre dans le plasma ;

2º Pas de macrophages renfermant des globules rouges dans le sang circulant.

On en est réduit à un calcul de probabilités.

Est-il donc facile de montrer la possibilité de la formation hématogène de la bilirubine? Au contraire.

Toutes les expériences classiques concordent pour montrer la disparition de la bilirubine du sérum après exclusion du foie.

Il nous a été impossible aussi de trouver de la bilirubine dans la circulation générale après cette exclusion. Après des essais multiples nous avons pu accumuler les expériences suivantes :

1° Fistule d'Eck suivie de ligature de la veine-porte et de l'artère hépatique : puis injections de toluylènediamine ou d'huile phosphorée. Opérations sans asepsie rigoureuse. Survie de six à vingt-trois heures. Dix-sept chiens.

2° Ligature de tous les pédicules vasculaires de foies d'oiseaux. Injection sous-cutanée de toluylènediamine. Opérations sans asepsie rigoureuse. Trois canards. Deux pigeons.

Après précipitation par l'alcool, des sangs *coagulés en partie* et laqués, il nous a été impossible de trouver la moindre trace de bilirubine.

Mais, dira-t-on, en dehors de toute action du foie, la production de bilirubine est bien connue dans les épanchements pleuraux ou péritonéaux, dans le liquide céphalo-rachidien, au niveau des ecchymoses.

Nous avons pu, pour notre part, produire presque à coup sûr de la bilirubine dans quatorze cas d'hydrocèle blennorragique chronique. Une injection aseptique de ferrocyanure de potassium y provoque une faible réaction inflammatoire légèrement hémorragique, qui donne en quelques jours un liquide très jaune présentant fortement la réaction de la bilirubine.

Dans tous ces cas les conditions semblent identiques ; comme l'a indiqué M. Georges Froin, la bilirubine paraît se former par l'intermédiaire des macrophages. Même lorsque l'ecchymose disparaît à la pression, il n'est pas possible d'en tirer une preuve au point de vue de la circulation générale. Même en admettant que les mailles ecchymotiques aient pu se vider par la pression, une seule explication semble plausible : c'est que dans ces conditions de lacs sanguins plus ou moins exprimables, les actes leucocytaires ont pu se produire : ce n'est qu'un cas particulier du phénomène banal des ecchymoses : et cela, que la transformation chimique se soit faite dans le lac sanguin ou dans les tissus avoisinants après diffusion. Malgré les apparences, c'est un cas de circulation presque isolée. S'il s'agissait de circulation générale, la tache jaune n'avait aucune raison de se produire sur place.

Il a donc été impossible jusqu'à présent de démontrer la possibilité de produire de la bilirubine dans la circulation générale.

*
* *

Nous ne voulons pas dire que cette formation de bilirubine dans la circulation générale est impossible (1) (peut-être par des leucocytes ou des ferments). Nous voulons seulement déduire de tous ces faits qu'elle doit être difficile et qu'avant de parler d'une origine hématogène il faut penser à des processus plus fréquents.

*
* *

Nous avons cherché si les macrophages de la rate ne font pas de la bilirubine aux dépens des globules rouges.

Nous avons réalisé les expériences suivantes :

1° Isolement de la rate. Ligature des vaisseaux en laissant libres deux ou trois artérioles. Injection dans l'une de ces artères spléniques, de toluylènediamine ou d'eau distillée. Six chiens.

2° Mêmes expériences en supprimant après dix minutes toute arrivée de sang. Deux chiens.

Après vingt-quatre ou trente-six heures la rate est retrouvée très altérée, très friable. Il est à supposer que malgré la ligature des vaisseaux les processus phagocytaires peuvent continuer comme cela se passe *in vitro*, à l'étuve. La rate pulpée donnait par expression un liquide rouge qui était additionné de son volume d'alcool à 95°. Le liquide filtré ne renfermait pas trace de bilirubine. Il est possible qu'on arrivera de la sorte à mettre en évidence une variété d'**ictères splénogènes**.

De nos expériences nous ne tirons que cette conclusion : c'est que dans les conditions de l'ictère dû à

---

(1) C'était même pour démontrer cette possibilité que nous avions réalisé nos expériences avec fistule d'Eck.

la toluylènediamine il est très difficile de mettre en évidence une origine splénogène.

***

Il est donc bien difficile de conclure en faveur d'une origine hématogène quelle que soit la variété de l'ictère.

Cependant, d'après notre classification, *quand il n'y a pas de barrage biliaire, on a forcément affaire à une origine extra-hépatique.*

Il existe bien les constatations de MM. Vaquez et Girou, chez un malade mort au cours d'un ictère hémolytique. Il n'y avait pas d'obstructions biliaires. Mais tout d'abord les barrages biliaires leucopathiques expérimentaux sont toujours parcellaires. De plus la leucexose formant barrage a pu n'occasionner que des engorgements successifs, ne laissant que de légères traces de fibrose. Y a-t-il plutôt une *origine splénogène*? Contre l'origine hématogène viennent plaider les deux faits suivants :

1° Pas d'hémoglobine libre dans le plasma ;

2° Pas de macrophages renfermant des hématies, dans la circulation.

***

Dans le plus grand nombre de cas d'ictères d'origine toxique ou infectieuse (par ses toxines), il existe un **barrage leucopathique** *avec formation très vraisemblablement hépatogène de la bilirubine.*

.*.

En clinique il est possible de rencontrer des faits
en opposition formelle avec l'hypothèse admettant
l'identité entre les conceptions d'ictère hémolytique et
d'ictère hématogène.

L'ictère catarrhal est considéré cliniquement comme
l'opposé de l'ictère hémolytique.

Or dans deux cas d'ictère catarrhal au début, nous
avons pû noter une fragilité globulaire très accentuée :
il y avait en même temps décoloration complète des
matières fécales et 8 à 10 p. 100 d'hématies granuleuses
dans la circulation générale.

Dans l'un de ces cas la résistance des globules déplasmatisés suivant la technique de MM. Widal et
Abrami était égale à 62.

Nous trouvions par d'autres procédés (1) :

Résistance absolue 68 ;

Résistance physiologique 58 ;

Résistance des globules citratés 54.

.*.

Avec notre maître M. Marfan, nous avons observé,
chez un enfant de 4 ans, un ictère avec rétention sur-
venu rapidement au cours d'un léger état fébrile. Les

(1) Émile Feuillié, Considérations sur la résistance globulaire.
Soc. de biologie, 19 décembre 1908.

matières étaient complètement décolorées : le foie augmenté de volume, dur, douloureux : il n'y avait pas de démangeaisons, pas de ralentissement du pouls. Nous l'observâmes pour la première fois, huit jours après l'apparition de sa jaunisse : il n'y avait plus de fièvre.

L'examen du sang nous montra une fragilité globulaire telle, que le lavage dans la solution à 7 p. 1.000 laissait après centrifugation un liquide fortement teinté.

La résistance des globules déplasmatisés était de 76.

Les matières fécales restèrent décolorées pendant quinze jours : à cette période les globules rouges avaient repris une résistance normale.

En ne considérant que le sens absolu des mots, c'était donc, au début, **un ictère hémolytique avec rétention** ; plus tard, l'élément hémolytique ayant disparu, on aurait porté le diagnostic d'ictère par rétention, ce qui sous-entend cliniquement une origine hépatogène.

Dans ce cas le barrage biliaire était vraisemblablement d'origine leucopathique.

L'ictère catarrhal est pour nous le type clinique le plus net de ces ictères leucopathiques par **barrage biliaire.**

Cette conception peut s'appuyer non seulement sur nos recherches expérimentales, mais encore sur une autopsie récente d'Eppinger qui a bien montré l'infiltration leucocytaire autour des voies biliaires.

En résumé, ce qui caractérise pour nous un ictère leucopathique, c'est le **barrage biliaire** par flux leucocytaire leucopathique, par leucose.

Nous verrons plus tard si les sucs leucocytaires ont
le pouvoir de fragiliser les hématies, et s'il n'y a pas
une autre variété d'ictères leucopathiques provenant
ainsi d'une **source** exagérée d'hémoglobine à transformer en bilirubine.

POUMON

Par action directe sur les leucocytes, les intoxications légères peuvent provoquer un flux leucocytaire au niveau du poumon, sans lésion primitive de cet organe.

En dehors des follicules péri-bronchiques étudiés par M. F. Bezançon, il se fait tout particulièrement une infiltration péri-bronchique.

Une partie des leucocytes se glissent entre les cellules bronchiques intactes et viennent s'accumuler dans la lumière des bronches.

Il s'est fait une **pneumose** et une **pneumexose** ou **exopneumose**. On arrive ainsi à la conception de **fibroses pulmonaires**, d'œdèmes et de catarrhes d'origine leucopathique sans cause **pulmonaire**.

TUBE DIGESTIF

Par action directe sur les leucocytes, les intoxications légères peuvent provoquer un flux leucocytaire au niveau du tube digestif tout entier.

Il en résulte des infiltrations des glandes et des villosités.

Une partie des leucocytes se glissent entre les cellules épithéliales intactes et tombent dans la lumière : ces leucocytes peuvent subir une dégénérescence muqueuse comme celle qui a été établie dans les crachats par MM. Bezançon et de Jong ; d'autres se gonflent, éclatent et se dissolvent.

L'impétuosité du flux leucocytaire arrache une partie des cellules épithéliales qui se joignent aux débris leucocytaires en voie de dégénérescence. Le même processus a pu rompre de fins capillaires qui ajoutent encore quelques globules rouges.

En s'appuyant sur les propriétés de la **mucinase leucocytaire** de MM. Roger et Tremolières, on arrive ainsi à la conception de **catarrhes intestinaux (avec glaires et peaux) d'origine leucopathique sans cause intestinale.**

Il en sera de même pour certaines atrophies glandulaires de tout le tube digestif, de certaines fibroses appendiculaires.

PEAU. — MÉNINGES
LIQUIDE CÉPHALO-RACHIDIEN

Par action directe sur les leucocytes, les intoxications légères peuvent provoquer un flux leucocytaire au niveau de la peau.

M. Claude avait déjà produit avec l'abrine des lésions cutanées qu'il ne pouvait attribuer à une cause exogène.

Ces localisations cutanées sont des leucoses : nous les appellerons des **cutoses**. Expérimentalement elles ont l'allure d'une infiltration eczémateuse ; elles s'accompagnent d'œdème papillaire ; *il est probable* que des bulles véritables peuvent avoir la même origine ; la

dégénérescence protéo-lipoïdique créant un appel d'eau
local.

*
* *

La plupart des manifestations cutanées du genre
eczéma ou psoriasis nous semblent répondre à une
décharge leucocytaire d'origine leucopathique. Une
irritation *locale* ne crée pas l'eczéma, mais **oriente** en
ce point le flux leucocytaire.

Ce qu'il faut soigner c'est donc le leucocyte.

*
* *

Mais aussi, une cause *locale* plus intense peut avoir
son effet *local* modifié, si, par rénovation provoquée,
les leucocytes fatigués ou dégénérés ont disparu de la
circulation.

Il en est ainsi pour des furoncles, des acnés. Le
même microbe ne produit plus de pus : sa virulence
restée la même n'est plus nocive pour des leucocytes
plus forts. C'est identiquement ce qui se passe à propos de l'œdème dans le phénomène du nodule.

Nous avons trouvé un exemple frappant de ce fait
dans le traitement de la variole par le xylol. La suppuration cutanée est arrêtée.

Le xylol semble agir comme le traitement mercuriel.

Nous avons essayé dans la variole le traitement au
sublimé et les abcès de fixation.

Avec l'ingestion de liqueur de Van Swieten, des

formes cohérentes ont pu être séchées en trois jours et même quarante-huit heures.

Si le traitement mercuriel énergique est appliqué dès la période papuleuse, la suppuration avorte. La convalescence est rapide : on note parfois vers le douzième ou quatorzième jour, l'apparition d'un érythème polymorphe de courte durée.

Notre maître, M. Pierre Teissier, nous avait confié pour ce traitement, à l'hôpital Claude-Bernard, deux cas de variole confluente d'un pronostic désespéré. Nous n'avons pu arracher ces malades à la mort, mais la suppuration était arrêtée en trente-six heures : au moment de la mort les plaques confluentes étaient desséchées.

Au cours de l'épidémie de Dunkerque (1), avec le docteur G. Duriau, nous avons utilisé la levure de bière pour le traitement de la variole. A la dose de trois cuillerées à soupe par jour, ce produit donne les mêmes résultats que le xylol ou le sublimé. La suppuration cutanée avorte rapidement. Les leucocytes restants de la circulation générale sont moins fragiles : ils ne subissent plus la dégénérescence purulente quand ils sont arrivés au point d'appel de la pustule. Ils édifient alors une petite papule sèche au lieu de créer un trou purulent.

A ne considérer que la peau elle-même, ces traitements font merveille. En restant sur le terrain de la pathologie générale, les cas graves nous semblent

(1) *Bulletin de l'Académie de médecine,* 16 juin 1908.

cependant tirer profit de la suppuration cutanée qui agit alors en partie comme un vaste cautère. Il en est de même de certaines éruptions syphilitiques généralisées.

*
* *

En clinique, nous avons observé dans le service de notre maître M. Queyrat une série de manifestations cutanées de cause interne s'accompagnant de **fortes leucocytoses du liquide céphalo-rachidien.**

1° Sept érythèmes copahiviques ;

2° Une poussée de psoriasis au début ;

3° Un pytiriasis versicolor au début ;

4° Une éruption eczématiforme généralisée (avec glaires intestinales et légère albuminurie), due à un simple bain de verge au sublimé à 1 p. 1.000.

Nous avons interprété ces faits dans une communication en 1906 à la Société médicale des hôpitaux (1). Dans la thèse plus récente de Ferrand, on trouve un plus grand nombre de faits du même genre.

Expérimentalement, chez le chien, nous n'avons à l'heure actuelle qu'un seul cas nous donnant satisfaction. Nous continuons ces recherches. Mais dès à présent il nous semble qu'on peut rapporter à une leucopathie, certaines leucocytoses du liquide céphalo-rachidien servant de **cavité réceptrice.**

(1) ÉMILE FEUILLIÉ, *Étude sur l'albumine et la cytolyse du liquide céphalo-rachidien*, 27 avril 1906.

GLANDES
PAROIS VASCULAIRES
SYNOVIALES. SÉREUSES
NERFS. SYSTÈME NERVEUX

Dans le même ordre d'idées nous avons commencé l'étude expérimentale de l'origine leucopathique de scléroses glandulaires et péri-vasculaires, d'épanchements et épaississements de synoviales et de séreuses, de certaines infiltrations nerveuses.

Nous en ferons plus tard l'objet de fascicules spéciaux.

Nous avons divisé cette étude des leucopathies en
deux chapitres :

CHAPITRE Ier. — **Leucoses.**
Leucexoses ou exoleucoses.
Fibroses leucopathiques.

CHAPITRE II. — **Fragilité leucocytaire.**

Nous abordons maintenant le chapitre II.

CHAPITRE II

FRAGILITÉ LEUCOCYTAIRE

Dans ce chapitre nous réunissons les modifications
pathologiques des leucocytes :

1° Dans leur forme et leur constitution physique ;

2° Dans leur constitution chimique.

Lorsque les leucocytes se trouvent dans un milieu
défavorable *in vivo* ou *in vitro*, ils peuvent subir diverses
dégénérescences bien connues en anatomie pathologique. Mais indépendamment de ces dégénérescences
ou comme phénomène de début, les leucocytes peuvent
présenter une diminution de solidité de leur charpente ;
ils se laissent dilacérer plus facilement.

Il peut se produire à la fois un phénomène physique
d'étalement, de dilacération, et un phénomène chimique
de cytolyse.

De cette diminution de résistance peut résulter une
diminution de solidité matérielle des amas leucocy-

taires qui peuvent subir une véritable fonte au lieu de constituer une barrière résistante.

Mais aussi, de la cellule fissurée ou déjà dilacérée, ou seulement rendue plus fragile, vont s'échapper des **sucs** dont l'expérimentation nous indiquera les effets nocifs.

Les deux processus, physique et chimique, en combinant leurs effets parviendront à dissoudre à l'état de colloïde ou de cristalloïde, une partie des éléments constitutifs des leucocytes en voie de cytolyse.

L'examen microscopique, en nous montrant ce qui reste des éléments sous forme figurée, nous indiquera l'intensité des processus.

Ce chapitre tiendra compte de toutes ces modifications, non seulement dans la circulation générale, *mais encore dans des régions plus ou moins limitées,* quelle que soit la cause qui a produit l'arrivée des leucocytes, action toxique directe, ou réaction locale contre des micro-organismes.

★
★ ★

Un leucocyte en voie de cytolyse donne donc deux sortes de dérivés :

1° **Des résidus figurés ;**

2° **Des résidus dissous.**

RÉSIDUS FIGURÉS DE LEUCOLYSE

Comme résidu figuré d'un leucocyte en cytolyse, nous n'aurons guère à nous occuper du cytoplasma qui semble tout d'abord se gonfler et qui disparaît rapidement à l'état de résidu dissous.

Nous n'insisterons pas non plus sur les diverses dégénérescences classiques de la cellule.

Nous nous arrêterons aux transformations du noyau. La thèse de Jean Maumus donne une savante étude des idées classiques et des remarques personnelles de l'auteur sur la mort du noyau. Le lecteur y trouvera ce que sont :

La pyknose.
La caryolyse.
La caryorhexie.
La vacuolisation.
La disparition simple.

Avec notre maître M. Achard, nous avons étudié un mode différent de dégénérescence du noyau :

L'éclatement.
L'étalement.
La dissociation du faisceau de nucléine.

La fragilité, ou diminution de **résistance** leucocytaire, peut s'accompagner de variations dans l'**activité** phagocytaire. Nous avons cherché, avec M. Achard, à mesurer ces variations dans la résistance et l'activité leucocytaire. Voici les premières notes que nous avons publiées à ce sujet (1).

(M. Achard a continué ces recherches avec MM. Ramond et Foix en apportant des modifications à ces techniques premières.)

Sur la résistance leucocytaire.

La résistance des globules rouges, qu'on apprécie aisément d'après l'hémolyse provoquée par les solutions salines hypotoniques, a fait l'objet de nombreux travaux. Par contre, il ne semble pas qu'on se soit beaucoup occupé de celle des globules blancs. Rappelons seulement que l'un de nous, avec MM. O. Loeper, Paisseau et Ramond, a signalé les modifications artificielles éprouvées par divers éléments sous l'influence des changements de la concentration moléculaire du milieu (tonolyse) ou de son altération par des substances toxiques (toxolyse).

Nous nous sommes proposé d'étudier de plus près cette résistance leucocytaire et, si possible, de la mesurer, au moins d'une manière approximative. Comme moyen d'épreuve, nous avons eu recours aux effets altérants de l'urée. Il n'est, d'ailleurs, pas nécessaire

(1) C. ACHARD et E. FEUILLIÉ, *Société de biologie*, 28 décembre 1907, 11 janvier et 18 janvier 1908.

d'employer plusieurs solutions de richesse inégale : il suffit d'un seul essai avec une solution unique. Le liquide dont nous nous servons est un mélange équimoléculaire de chlorure de sodium et d'urée, légèrement oxalaté et congelant à 0°,60. Nous y laissons séjourner les leucocytes pendant 40 minutes.

L'urée altère à la fois le protoplasma des leucocytes et leur noyau. Le protoplasma se gonfle et finit par se dissoudre. Le noyau se déforme et peut aussi disparaître, mais ses altérations offrent des types variés. De tous les globules blancs, ce sont les lymphocytes qui se montrent les plus résistants, et même la technique que nous avons adoptée n'y fait guère apparaître, en général, d'altérations appréciables. Dans les grands mononucléaires on remarque souvent une tuméfaction du noyau qui devient plus pâle et dans lequel on reconnaît des vacuoles claires. Mais les modifications les plus nettes se voient sur les polynucléaires : aussi ces éléments ont-ils été le principal objet de nos recherches. Tandis qu'à l'état normal leur noyau est contourné sur lui-même et formé de plusieurs lobes réunis par un filament ténu et pelotonné en quelque sorte les uns sur les autres, sous l'influence de l'urée, ces lobes tendent à s'écarter, le peloton se défait et le noyau se déploie. Une altération plus accentuée consiste dans un élargissement du noyau, dont la substance chromatique se teinte moins vivement par les réactifs ; souvent il prend l'apparence d'un croissant ou d'un fer à cheval qui déroule sa courbure sur le bord de la cellule. Puis la substance nucléaire ne forme plus qu'une masse pâle, presque homogène, diffluente, irrégulière, qui se fragmente en affectant des formes bizarres avec des prolongements rameux. Enfin cette masse se réduit à des débris presque méconnaissables, formant une sorte de chevelu à peine teinté par les colorants nucléaires.

On peut ainsi, pour fixer les idées, distinguer, suivant les quatre types d'altérations que nous venons de décrire, quatre degrésdans la résistance des polynucléaires. De la plus faible à la plus forte résistance, le n° 1 correspondra aux débris informes ; le n° 2 à la substance nucléaire pâle, irrégulière et ramifiée, entourée d'un protoplasma éclaté avec des granulations fort peu teintées et en partie hors de la cellule ; le n° 3 au noyau élargi et déployé, contenu dans un protoplasme dont on reconnaît assez bien le contour et les granulations neutrophiles ; enfin le n° 4 à l'aspect à peu près normal du leucocyte.

Tous les polynucléaires d'un même sang ne sont pas également résistants à l'urée. On voit, en effet, souvent tous les degrés d'altérations sur une même lame. Mais le pourcentage des polynucléaires, établi pour chacun des quatre degrés de notre échelle, permet de se rendre compte de la résistance générale de ces éléments et de représenter graphiquement les résultats de l'épreuve.

Par ce procédé, nous avons pu constater l'affaiblissement de la résistance leucocytaire dans de nombreuses conditions. Hors de l'organisme, le chauffage à 50° rend les leucocytes plus fragiles ; le refroidissement à 0° paraît moins nuisible. L'intoxication de l'organisme

par le gaz d'éclairage, le sublimé, la toluylènediamine, le sérum d'anguille, affaiblit aussi leur résistance. Il en est de même de l'infection éberthienne.
Chez l'homme, nous avons observé la fragilité leucocytaire dans nombre d'états morbides : tuberculose, syphilis, asystolie, ictère grave, cancer, cirrhose, néphrites,
rhumatisme, congestion pulmonaire, etc. La résistance des globules blancs n'est d'ailleurs pas toujours
amoindrie : la maladie ou la médication peut l'augmen-
ter. Elle peut passer par des phases diverses au cours
de l'évolution morbide. En un mot, elle est sujette à de
nombreuses variations dont nous poursuivons l'étude.

Sur l'activité leucocytaire.

La recherche des opsosines fournit le moyen de mesurer l'activité avec laquelle les globules blancs s'em-
parent des parasites. Mais en dehors de cette activité
spéciale dont les variations dépendent pour une large
part des qualités du parasite, il n'est peut-être pas
sans intérêt d'apprécier aussi l'activité générale des
globules blancs vis-à-vis des corpuscules inertes, c'est-
à-dire cette faculté de retenir et d'englober les particules solides, qui est la plus anciennement connue des
propriétés leucocytaires.

Pour y parvenir, nous mettons en contact pendant
cinquante minutes à 37° les globules blancs avec des
corps pulvérulents inertes, de préférence une fine sus-

pension d'encre de Chine dans l'eau salée physiologique additionnée d'un peu de citrate de soude. Puis nous en faisons des préparations sèches pour l'examen.

Ce sont presque exclusivement les polynucléaires qui, parmi les leucocytes du sang, se chargent de charbon. Suivant les quantités de particules qu'ils retiennent, nous distinguons quatre degrés d'activité. En faisant le pourcentage pour ces différents degrés, on peut représenter les résultats dans des schémas comparables à ceux que nous avons donnés pour la résistance leucocytaire.

A l'état normal, chez le cobaye, les globules blancs du sang sont fort peu actifs dans les conditions de l'expérience. Chez l'homme, ils le sont généralement un peu plus mais encore à un degré assez faible.

Soumis à l'action du froid à o° ou de la chaleur à plus de 5o° *in vitro*, les globules blancs éprouvent une diminution notable de leur activité. Chez le cobaye les intoxications par le sublimé, la totuylènediamine n'ont produit qu'une faible augmentation de l'activité leucocytaire : le gaz d'éclairage et le sérum d'anguille ne l'ont pas modifiée.

Chez l'homme, dans deux cas d'ictère grave secondaire à la période terminale, nous avons vu l'activité leucocytaire considérablement augmentée. Elle dépassait notablement la normale chez une femme atteinte de congestion pulmonaire avec un léger épanchement pleural; nous avons aussi noté son augmentation à divers degrés chez les malades atteints de rhumatisme aigu, de péritonite, de pleurésie purulente, de tuberculose pulmonaire, de syphilis secondaire, d'érythème noueux, d'asystolie.

Ces recherches sont trop peu avancées pour qu'on en puisse tirer des conclusions générales. Mais il y a là un moyen d'investigation dont il y a lieu de poursuivre l'étude.

Il est à remarquer qu'il n'existe aucun parallélisme entre la résistance des leucocytes, que nous avons étudiée précédemment, et leur activité. Souvent l'accroissement de cette activité coexiste avec la diminution de le résistance ; mais ces deux phénomènes peuvent varier d'une façon tout à fait indépendante. On conçoit, du reste, qu'une cellule puisse être en même temps résistante et peu active. La résistance est une qualité statique, l'activité une qualité dynamique. En combinant la recherche de ces deux qualités des leucocytes, nous pouvons éprouver à la fois la solidité de leur structure et la valeur d'une de leurs fonctions.

Résistance et activité des leucocytes dans les épanchements pathologiques.

Les procédés que nous avons indiqués pour apprécier la résistance et 'activité des globules blancs du sang sont applicables aux cellules des épanchements pathologiques.

Nous les avons employés pour une ascite chez une femme atteinte de cirrhose et près de succomber à l'ictère grave, pour deux ascites et un hydrothorax chez deux asystoliques et pour une pleurésie chez une femme atteinte de congestion pulmonaire fébrile.

D'une façon générale, les globules blancs des sérosités ont une fragilité plus grande que ceux du sang. Les lymphocytes qui demeurent comme dans le sang, les plus résistants, sont, il est vrai, le plus souvent peu altérables. Mais les mononucléaires le sont beaucoup plus et les polynucléaires, lors même qu'ils offrent toutes les apparences de l'intégrité, quand on les examine directement par les méthodes ordinaires, se montrent en réalité très fragiles à l'épreuve de la résistance. Quant aux cellules endothéliales desquamées, elles sont aussi très altérables.

L'activité à l'égard de l'encre de Chine qui est pour les leucocytes du sang l'apanage presque exclusif des polynucléaires est généralement assez considérable pour les mononucléaires des sérosités. Mais elle peut, par contre, faire complètement défaut chez les polynucléaires d'un épanchement. Quant aux cellules endothéliales desquamées, elles sont tout à fait inactives.

Dans le cas d'ictère grave, les polynucléaires de l'ascite avaient une résistance très faible et les mononucléaires se laissaient tous altérer. L'activité des premiers beaucoup plus faible que dans le sang où, d'ailleurs, elle était considérable, se montrait notablement inférieure à celle des seconds. Chez l'une des asystoliques, les polynucléaires de l'ascite, fort peu nombreux. étaient inactifs, et les mononucléaires montraient au contraire une grande activité; il en était de même dans le liquide pleural.

Chez l'autre asystolique, les globules blancs de l'ascite, polynucléaires pour la plupart, étaient peu résistants et assez actifs ; les mononucléaires peu nombreux et très fragiles avaient une assez forte activité. Dans le liquide pleural de la congestion pulmonaire, les polynucléaires qui étaient presque les seuls éléments, et qui avaient toutes les apparences de l'intégrité, se montraient moins résistants que ceux du sang et un peu plus actifs.

Nous avons encore étudié l'action des liquides épanchés sur les leucocytes du sang chez le même malade, et inversement celle du plasma sanguin sur les leucocytes des épanchements.

Dans le cas d'ictère grave, l'activité très grande des polynucléaires du sang a diminué après leur passage pendant trente minutes dans le liquide ascitique. Mais chez les deux asystoliques, la résistance des globules est diminuée, et leur activité accrue, au contraire, par le liquide d'œdème, ainsi que par le liquide du péritoine. Chez ces deux malades, les éléments de l'ascite, en passant dans la sérosité d'œdème, ont également subi les mêmes modifications inverses. Enfin chez un paralytique général, les polynucléaires du sang, normaux comme résistance et comme activité, sont devenus, après avoir passé dans le liquide céphalo-rachidien, plus fragiles et plus actifs. Des effets analogues ont été produits sur les leucocytes des sérosités par leur passage dans le plasma sanguin. Dans le cas d'ictère grave, les polynucléaires péritonéaux sont devenus plus fragiles et la résistance des mononucléaires déjà très faible, n'a pas augmenté ; l'activité de ces polynucléaires a diminué et celle des mononucléaires s'est accrue. Chez l'une des cardiaques, les mononucléaires des sérosités pleurale et péritonéale sont devenus plus actifs ; chez l'autre les leucocytes, polynucléaires pour la plupart, de l'ascite, sont devenus plus fragiles et plus actifs sous l'action du plasma.

Il convient d'ajouter aussi que le plasma sanguin a produit une forte agglutination des leucocytes des sérosités, au point de rendre difficile un pourcentage exact de ces éléments.

LYMPHOCYTOSES RÉSIDUELLES DE LEUCOLYSE

Quand certains leucocytes ont une fragilité trop accentuée, on peut arriver à la disparition d'une partie des éléments, de polynucléaires le plus souvent.

L'évaluation de la résistance est donc mauvaise puisqu'on ne tient pas compte du gros élément de fragilité tenant aux éléments disparus.

D'autre part, le citrate de soude semble consolider les leucocytes et ne pas permettre d'apprécier la résistance physiologique.

La déplasmatisation souffre la même objection que pour les hématies.

Nous avons fait une centaine d'évaluations avec une autre technique.

Nous recevions directement 1 goutte de sang dans 9 gouttes de solutions variables de chlorure de sodium pur à 4, 3, 2 et 1 p. 1.000. Il fallait évaluer ainsi à partir de quelle hypotonicité les leucocytes commencent à présenter des altérations notables.

Nous sommes revenus définitivement à notre première méthode en évitant la centrifugation de la façon suivante :

Solution leuconocive :

Urée	1 gr. »
Chlorure de sodium.	o 3o
Citrate de soude.	o o5
Eau distillée	100 gr. »

Recevoir 1 goutte de sang dans 9 gouttes de cette solution.

Mélanger avec la pipette.

Après quinze minutes à 15°, étaler sur lame après avoir mélangé à nouveau. Faire une couche mince avec la pointe de la pipette (le mieux est d'étaler largement et d'aspirer ensuite pour amincir la couche de liquide). On évite ainsi au maximum les dilacérations mécaniques d'étalement.

Après l'évaluation des formes 4, 3, 2, 1, faire un pourcentage des polynucléaires et des lymphocytes qui doit être le même que sur un étalement direct de sang, si des éléments n'ont pas disparu.

D'ordinaire les lymphocytes n'ont pas changé de

nombre : on peut établir ainsi la proportion de polynucléaires qui ont pu disparaître.

Parfois, surtout avec des éléments provenant de liquide pathologique, les polynucléaires moins résistants ont tous disparu : il ne reste que des lymphocytes. C'est une **lymphocytose résiduelle de leucolyse**.

RÉSIDUS DISSOUS DE LEUCOLYSE

C'est l'étude chimique au contraire qui va nous renseigner sur la nature des produits de cytolyse en dissolution.

Dans nos recherches sur les albuminuries leucocytaires nous avons eu comme point de départ, le fait qu'avec le leucocyte en cytolyse on obtient tous les produits albuminoïdes qui peuvent se retrouver dans l'urine, tandis que certains de ces produits n'existent pas dans le plasma en quantité appréciable.

Nous avons vu avec quelle rapidité un élément en cytolyse peut abandonner des résidus albuminoïdes dissous au liquide qui les baigne.

Nous ne reviendrons pas sur les résidus de leucolyse de l'urine et de l'œdème.

Nous n'étudierons à ce point de vue que :

Les épanchements des séreuses ;

Le liquide céphalo-rachidien.

Nous n'aborderons pas ici la recherche de l'origine des *albumines du plasma*.

Résidus de leucolyse des épanchements dans les séreuses.

Le cytodiagnostic de MM. Widal et Ravaut comporte parmi ses bases principales la prédominance de lymphocytes quand l'origine est tuberculeuse, les examens de chaque jour viennent confirmer l'importance de cette constatation.

Quelle interprétation peut-on donner à ce phénomène?

On pourrait supposer que la cause tuberculeuse a provoqué un appel leucocytaire composé uniquement de lymphocytes.

Cela n'est pas absolument vrai, car lorsqu'on assiste au début de la formation du liquide, il est presque normal de trouver sinon une polynucléose prédominante, du moins une très grande quantité de polynucléaires mélangés aux lymphocytes. Parmi ces polynucléaires, un grand nombre présentent des formes de dégénérescence de notre échelle de résistance.

En faisant agir sur le culot total de centrifugation notre solution nocive d'urée ou simplement de l'eau chlorurée à 3 p. 1.000, on accentue ces formes de dégénérescence.

Avec de l'eau chlorurée à 2 p. 1.000 tous les polynucléaires d'ordinaire ont éclaté et disparu.

Les lymphocytes sont restés avec leur volume petit primitif se colorant d'une façon intense. Quelques-uns cependant présentent un début d'étalement de leur réseau de chromatine.

Mais même s'il a disparu quelques éléments mononucléés, le culot de centrifugation ne présente plus alors que des lymphocytes.

On est arrivé ainsi *in vitro* à une lymphocytose résiduelle de cytolyse.

On peut obtenir le même résultat en solution chlorurée isotonique grâce à la fatigue leucocytaire due à la phagocytose.

Étant donné un épanchement renfermant à la fois des polynucléaires et des éléments mononucléés, diluons le culot de centrifugation dans une émulsion de bacilles de Koch dans la solution isotonique de chlorure de sodium.

A l'étuve à 37°, il va se faire une phagocytose très rapide, mais tous les phagocytes seront plus ou moins lésés par les bacilles virulents qu'ils ont absorbés.

Un grand nombre vont éclater à cause de leur fragilité primitive.

Quelquefois tous ont disparu ; il ne reste que des lymphocytes dans le liquide.

On est donc arrivé *in vitro* à une lymphocytose résiduelle de leucolyse par action du bacille tuberculeux.

Il n'est pas besoin d'employer toujours un bacille

virulent : les cultures homogènes de Courmont peuvent suffire.

Il en est de même d'une simple émulsion de charbon d'encre de Chine.

La fatigue de phagocytose a diminué la résistance des polynucléaires qui éclatent et disparaissent à l'état de résidus dissous.

Il est facile de suivre dans l'organisme des transformations identiques du contenu figuré de l'épanchement.

C'est ainsi que *in vitro*, avec des solutions de plus en plus hypotoniques agissant sur le culot de centrifugation, il est facile de fixer un premier jour les divers stades de dégénérescence des jours suivants.

On a fait *in vitro* la lymphocytose résiduelle de leucolyse qui ne se manifeste que plus tard *in vivo*.

On devrait pouvoir déterminer parallèlement par le dosage de l'albumine du liquide, l'augmentation des résidus dissous de leucolyse. Mais dans la plèvre et dans le péritoine il se fait des appels d'eau indépendants de l'albumine vraie et nos résultats actuels ne nous permettent pas de conclure.

Résidus de leucolyse du liquide céphalo-rachidien.

Le liquide céphalo-rachidien est contenu dans une cavité plus fermée au point de vue physiologique: et il est plus facile d'y suivre les relations entre résidus de leucolyse figurés et dissous.

De même que dans un épanchement séro-fibrineux

de pleurésie ou d'ascite, il est possible d'y constater la disparition des polynucléaires *in vitro* et *in vivo*.

Certaines lymphocytoses céphalo-rachidiennes, comme dans la méningite tuberculeuse, peuvent donc être considérées comme des lymphocytoses résiduelles de leucolyse.

D'autres lymphocytosés, comme dans le tabes, semblent avoir été absolues primitivement et continuellement.

Il peut se faire aussi un flux lymphocytaire par cause toxique directe sur le leucocyte. Les leucocytes viennent mourir dans le liquide céphalo-rachidien comme dans les tubuli du rein ou dans la cavité intestinale.

C'est ce qui se passe dans des cas analogues à ceux que nous avons étudiés dans le service de notre maître M. Queyrat. Dans l'intoxication copahivique, dans des eczémas, dans des intoxications mercurielles, au début des poussées de psoriasis, nous trouvions à la fois manifestation cutanée, albumine dans l'urine et lymphocytose du liquide céphalo-rachidien.

Dans un cas d'intoxication mercurielle, il y avait aussi des glaires intestinales et de l'albuminurie.

En même temps que les leucocytes éclatent dans le liquide céphalo-rachidien, on note une augmentation de la quantité d'albumine.

Dans ce milieu aussi fermé, quand il n'y a pas d'hémorragie, on peut dire :

Augmentation d'albumine égale leucocytose.

Les résidus figurés de leucolyse sont remplacés par des résidus dissous.

SUC DE LEUCOCYTES

Parmi les résidus dissous de leucolyse, il existe une grande variété de produits colloïdes et cristalloïdes dont un grand nombre ont pu être définis chimiquement.

L'analyse est incapable d'isoler les autres : l'action physiologique établit cependant leur existence.

Nous avons signalé à propos de l'hémoglobinurie la production d'hématuries par l'injection intra-veineuse de suc de leucocytes.

On savait déjà, d'après M. Metchnikoff, que ce sont les leucocytes qui produisent l'alexine, et un exsudat ne renferme de l'alexine que s'il y a eu leucolyse.

Le même auteur a montré que l'émulsion de cellules puisées dans les ganglions lymphatiques et la rate de cobayes possède un fort pouvoir hémolytique.

Schattenfroh en 1898 a constaté le premier que les extraits de leucocytes polynucléaires étaient entièrement dépourvus de propriétés hémolysantes.

Tarassévitch et Levaditi ont repris ces études; voici quelles sont leurs conclusions :

Pour Tarassévitch, chez le cobaye, le lapin et le chien, seuls les organes macrophagiques (épiploon, ganglions mésentériques, rate) et les glandes digestives, possèdent des propriétés hémolytiques.

Tous les autres organes, y compris la moelle osseuse source principale des microphages, sont dénués de tout pouvoir hémolytique. Quant au pouvoir bactéricide, c'est l'inverse : les ganglions du mésentère ne contiennent pas de quantités appréciables de microcytase.

Levaditi a fait des extraits rapides et tardifs de leucocytes. L'extrait rapide était obtenu en triturant sur une toile métallique des ganglions lymphatiques préalablement découpés. L'extrait tardif différait du précédent par le fait qu'avant de centrifuger la bouillie cellulaire on la laissait séjourner pendant 3 ou 5 heures à 38°, et jusqu'au lendemain à o°.

Les expériences de Levaditi montrent tout d'abord le passage de la substance hémolytique thermostabile des ganglions lymphatiques dans l'alcool faible et l'alcool fort.

Cette substance hémolytique est soluble aussi dans l'éther et le chloroforme : elle n'est pas de nature albuminoïde. Ces hémolysines thermostabiles sont en rapport avec les graisses et leurs dérivés.

Dans ces recherches, en 1903, Levaditi pense qu'il est extrêmement probable qu'au cours de l'*autolyse* qui s'opère au sein des extraits macrophagiques, il se forme d'une part des acides amidés, d'autre part des acides gras et des savons alcalins, corps capables d'exercer une influence dissolvante sur les hématies.

Les substances hémolysantes thermostabiles des extraits tardifs sont donc différentes de l'alexine ou cytase des sérums neufs.

Quant à leur nature chimique, nous tenons à rappeler ici la possibilité dans l'autolyse *de cette dégénérescence lécithineuse* des leucocytes dont nous avons parlé à propos de l'œdème élémentaire.

Par *autolyse*, le suc pancréatique donne des substances hémolytiques du même genre. Mais la chaleur qui détruit la diastase autolysante suspend l'autolyse et empêche la genèse des dérivés thermostabiles doués de propriétés hémolytiques.

La diastase est thermolabile : on doit la séparer de la cytase et la rapprocher des enzymes protéolytiques et lipolytiques.

Il ne faut donc pas identifier au point de vue hémolytique les différentes variétés de leucocytes. Tandis que les macrophages, grâce à leur faculté autolytique et à la cytase contenue dans ces ganglions, apparaissent comme une source importante d'hémolysines, les polynucléaires puisés dans l'exsudat péritonéal sont dépourvus de toute trace de propriétés hémolytiques appréciables *in vitro*.

***
** **

La grosse difficulté pour étudier le suc des leucocytes est de se procurer les leucocytes eux-mêmes. Le gluten caséine peut donner des mononucléaires ou des polynucléaires suivant le moment auquel on fait la ponction.

Jusqu'à présent, avec M. Achard, nous n'avons étudié que le suc des polynucléaires obtenus par injection dans la plèvre d'un chien, d'une bouillie assez diluée et tyndalysée de farine de froment. Par centrifugation lente, les leucocytes étaient séparés du petit nombre d'hématies qui venaient se réunir à la partie inférieure du culot. Cette portion rouge était ensuite enlevée au bistouri sur le culot congelé.

Après trois congélations successives et centrifugation, nous avons pu obtenir ainsi un suc de leucocytes qui, après avoir été ramené à l'isotonie, a été injecté dans la veine d'un chien de petite taille. Ce chien fut sacrifié onze minutes après.

La lésion la plus curieuse fut une hématurie intra-rénale.

Voici d'ailleurs l'examen histologique :

REIN. — A l'autopsie, le rein paraît franchement augmenté de volume, de couleur violet noir. Sur une coupe la substance corticale forme une bande uniformément violacée.

TUBULI. — Forte néphrite. Vacuolisation très accentuée ; pyknose de noyaux.

GLOMÉRULES. — Dans de nombreuses cavités glomérulaires se trouvent un ou deux globules rouges bien conservés.

Dans quelques-unes, hémorragie abondante formant des amas de globules rouges **plus** **ou** **moins hémo**lysés.

Le bouquet glomérulaire est très fortement congestionné.

Tissu interstitiel.

Grosses hémorragies repoussant les tubuli.

Le foie et l'intestin ne présentent pas de lésions appréciables.

*
* *

Lorsque c'est une *leucopathie* **générale** qui est cause de fragilité leucocytaire *dans la circulation sanguine*, on comprend que la leucolyse puisse mettre en liberté dans le sang des produits toxiques.

S'il s'agit d'une leucolyse **régionale,** les mêmes produits peuvent être résorbés et versés dans la circulation générale.

Dans les deux cas il en résultera une aggravation du processus morbide et de la leucopathie en particulier : c'est un **cercle vicieux leucopathique** qui ne pourra cesser qu'après une rénovation leucocytaire suffisante.

*
* *

Nous avons vu les différents moyens par lesquels on peut parvenir à cette rénovation leucocytaire. Nos expériences ont montré que le traitement par un toxique comme le mercure devient comparable, à ce point de vue, à l'abcès de fixation.

Le but est d'éliminer les leucocytes malades pour que d'autres plus jeunes viennent les remplacer.

Nous avons essayé chez l'animal l'injection du **sérum** d'animaux de même espèce, que des abcès de fixation avaient obligés à une rénovation leucocytaire rapide et très intense. Les résultats acquis nous laissent espérer dans ce **sérum** les **propriétés rénovatrices** et **immunisantes** que nous y avions supposées. Nous exposerons prochainement ces recherches dont nous avions été détournés momentanément par l'étude des accidents d'anaphylaxie.

CONCLUSIONS

Les cellules lymphatiques méritent, en pathologie,
l'individualité que la physiologie leur accorde largement.

*
* *

Le leucocyte a une activité propre qui lui permet de
réagir pour son compte personnel avec une variété de
manifestations d'autant plus grande qu'il possède la
mobilité.

*
* *

Les **leucopathies** peuvent modifier les leucocytes.

1° Dans leur sécrétion ;

2° Dans leur motilité ;.

    a) Activité phagocytaire.

    b) Infiltrations d'organes par acte leucocytaire (leucoses).

    c) Exodes de leucocytes par les voies naturelles (**leucexoses** ou **exoleucoses**).

3º Dans leur forme et leur constitution physique ;
4º Dans leur constitution chimique.

*
* *

Par acte leucocytaire il peut se faire des infiltrations, des catarrhes, des fibroses des organes suivants, sans lésion primitive de l'organe lui-même.

Rein (albuminurie).

Foie (ictère).

Tissu cellulaire (œdème).

Poumon (catarrhes).

Tube digestif (catarrhes muco-membraneux).

Peau (eczéma, psoriasis, etc.).

Liquide céphalo-rachidien (leucocytoses).

Méninges.

Glandes.

Parois vasculaires (scléroses).

Synoviales (douleurs, épanchements, infiltrations).

Séreuses.

Nerfs et système nerveux.

*
* *

La même leucopathie peut se manifester dans l'un ou plusieurs de ces organes. Après s'être fixée en un point pendant un certain temps la localisation leucopathique peut passer à un autre organe. C'est l'explication de certaines **Métastases**.

Rein. — Dans les néphrites aiguës la lésion de l'élément noble ne provoque pas l'infiltration leucocytaire. Si l'infiltration s'est faite, elle est due à une leucose coexistante.

Rein. — En principe, la cellule rénale n'existe pas dans l'urine : il n'y a que des leucocytes.

Rein. — Les cylindres cellulaires de l'urine sont l'indice de leucopathie et non de néphrite.

Rein. — L'albuminurie peut être due au passage d'albumine à travers les orifices d'un glomérule pathologique : mais bien souvent l'albuminurie peut être d'origine purement leucopathique sans néphrite.

Rein. — Les expériences qui devraient prouver le passage de l'hémoglobine à travers les tubuli ne mettent en évidence qu'un seul fait matériel, c'est la production constante d'hématuries avec hémolyse urinaire consécutive.

* *

Rein. — Nos expériences fondamentales. prouvent que l'albumine du plasma ne traverse pas des tubuli déchiquetés au maximum.

* *

Rein. — Aucun fait n'a pu démontrer la possibilité du passage des albumines à travers la paroi des tubuli.

* *

Rein. — Les albuminuries provoquées jugent la leucopathie, la *débilité* **leucocytaire** et non l'état du rein.

* *

OEdème. — L'œdème peut être dû à une leuco-lyse.

* *

Le point capital du phénomène d'Arthus semble résider dans la pathogénie leucopathique de son œdème.

* *

Œdème. — L'œdème peut coexister avec une albu-·minurie : ce sont deux effets simultanés d'une même leucopathie.

* *

Œdème. — L'œdème, pas plus que l'albuminurie et les cylindres leucocytaires, n'est un signe de lésion rénale.

* *

Rein. — Il n'y a qu'un signe positif de néphrite aiguë (glomérulite), c'est l'hématurie. Mais cette héma-turie peut être d'origine leucopathique, par leuco-lyse.

* *

Foie. — Par leucose et leucexose, il peut se produire des infiltrations énormes et des exodes de leucocytes à travers les voies biliaires qui peuvent être obstruées.

Il se fait à la longue une sorte de lithiase biliaire et des fibroses, surtout si la même cause se répète.

*
* *

Poumon. — Les leucoses et leucexoses peuvent créer des infiltrations, des œdèmes, des catarrhes et des scléroses du poumon, sans lésion primitive de l'organe lui-même.

*
* *

Par suite de la fragilisation et de l'éclatement leucocytaires, il se déverse dans la circulation des sucs toxiques qui viennent s'ajouter à la cause primitive pour aggraver les symptômes morbides et la leucopathie elle-même. C'est un **cercle vicieux leucopathique.**

*
* *

Parmi ces produits de leucolyse figurent en particulier :

Albumine ;

Acide urique (débâcles **remplaçant** une albuminurie) ;

Hydrates de carbone ;

Leucine ;

Tyrosine, etc.

*
* *

La leucolyse pouvant mettre en liberté de la choline (ou l'un de ses dérivés immédiats) en même temps que

des phosphates et des sulfates, la leucopathie peut
expliquer le syndrome suivant :

Albuminurie ;

Débâcle urinaire de phosphore et de soufre ;

Abaissement de la pression artérielle.

*
* *

Inversement, l'injection de produits de leucolyse
peut réagir sur les leucocytes de la circulation et
aggraver ou créer une leucopathie.

*
* *

La fatigue leucocytaire est le trait d'union entre la
leucopathie et le ralentissement de nutrition coexistants.

*
* *

Les leucopathies sont d'une importance capitale, non
seulement au point de vue des éléments de la circulation générale, mais aussi pour l'évolution des infiltrations locales.

Quelle que soit la cause d'une infiltration leucocytaire, stase, leucose *ou inflammation microbienne
locale*, c'est de l'état des leucocytes que va dépendre
en grande partie le sort de la lésion, *restitutio ad inte-
grum*, ramollissement ou transformation fibreuse.
(tuberculose, syphilis, etc.).

*
* *

Inversement, une lésion toute locale peut retentir sur la circulation générale.

Par conséquent, dans tous ces cas d'apparence générale ou locale, il faut s'enquérir d'une leucopathie.

*
* *

Pour rechercher les leucopathies nous possédons différents moyens : les principaux sont actuellement :

Mesure de la résistance leucocytaire ;

Mesure de l'activité leucocytaire ;

Phénomène du nodule ;

Albuminuries provoquées.

*
* *

Après avoir mis en évidence la leucopathie, il faut encore rechercher sa cause : elle est très variable : *intoxication, infection agissant par ses toxines* (tuberculose, syphilis, etc.), *hérédité*.

*
* *

La Thérapeutique doit chercher tout d'abord à supprimer si possible la cause de la leucopathie.

Elle doit ensuite viser avant tout la rénovation et la consolidation leucocytaires.

Les moyens principaux, théoriquement au moins, sont les suivants :

Saignée ;

Abcès de fixation ;

Cautère ;

Séton ;

Toxiques (mercure) ;

Toutes les médications dites toniques et reconstituantes.

Si les moyens thérapeutiques actuels peuvent guérir une albuminurie ou un catarrhe leucopathique, c'est parce qu'ils s'adressent à l'état général et non à l'organe où se fait la manifestation leucopathique.

*
* *

Pour un bon état général, il faut de bons leucocytes.

*
* *

La rénovation leucocytaire aboutit à un certain degré d'immunité générale et non spécifique.

*
* *

Le sérum d'un animal en voie de rénovation rapide et intense pourrait peut-être renfermer, et transmettre par injection, une part de la stimulation rénovatrice et de l'immunité de l'animal lui-même.

TABLE DES MATIÈRES

CHAPITRE PREMIER

LEUCOSES, LEUCEXOSES OU EXOLEUCOSES
FIBROSES LEUCOPATHIQUES

CHAPITRE II

FRAGILITÉ LEUCOCYTAIRE

2454. — Tours, imprimerie E. ARRAULT et Cⁱᵉ.

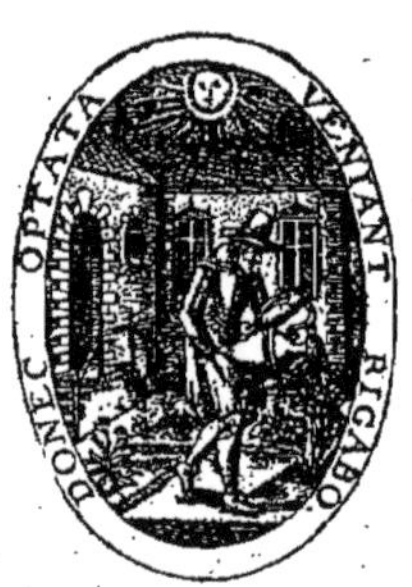

2453. — Tours, imprimerie E. Arrault et Cie.

www.ingramcontent.com/pod-product-compliance
Ingram Content Group UK Ltd.
Pitfield, Milton Keynes, MK11 3LW, UK
UKHW021925070726
13614UKWH00001B/254